梅毒的诊断与治疗

Diagnosis and Treatment of Syphilis

主　编：李世泰

主　审：徐文严

编　委：李博鉴　　金祖余　　钱文燕

　　　　吴振华　　崔霞芳

中国协和医科大学出版社

图书在版编目（CIP）数据

梅毒的诊断与治疗 / 李世泰主编. —北京：中国协和医科大学出版社，2015.1

ISBN 978-7-5679-0252-7

Ⅰ. ①梅⋯ Ⅱ. ①李⋯ Ⅲ. ①梅毒-诊疗 Ⅳ. ①R759.1

中国版本图书馆 CIP 数据核字（2015）第 011336 号

梅毒的诊断与治疗

主　　编：李世泰
责任编辑：吴桂梅

出版发行：中国协和医科大学出版社
　　　　　（北京东单三条九号　邮编 100730　电话 65260378）
网　　址：www.pumcp.com
经　　销：新华书店总店北京发行所
印　　刷：北京佳艺恒彩印刷有限公司

开　　本：787×1092　　1/16 开
印　　张：6.75
彩　　插：6 页
字　　数：80 千字
版　　次：2015 年 3 月第 1 版　　2015 年 3 月第 1 次印刷
印　　数：1—5000
定　　价：29.00 元

ISBN 978-7-5679-0252-7

主 编 简 历

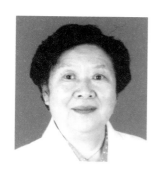

李世泰，女，1955 年毕业于大连医科大学医疗系。现任中国医学科学院北京协和医院皮肤科教授，主任医师。从医近 60 年，一直从事临床医疗、科研、教学工作。对皮肤病及性病的专业知识掌握较全面，具有丰富的临床经验。

主编《性传播疾病临床及实验诊断》《皮肤病及性病》《性传播疾病病原体荧光诊断图谱》专著 3 部；参加编写皮肤病、性病等书籍 16 部，录制皮肤病、性病讲座录像带或光盘八套，制订国家级标准《梅毒诊断标准及处理原则》，获中华医学会优秀论文奖二次，院科研成果二等奖一次，院医疗成果奖二次。

曾担任第一、二届中国性病艾滋病防治协会常务理事、顾问，第三、四届全国卫生标准委员会委员，第一、二届北京市母婴保健医学技术鉴定委员会委员，北京市第一、二、三届性病艾滋病专家委员会委员，北京市婚前保健技术专家委员会委员。

主 审 简 介

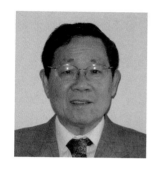

　　徐文严，男，浙江慈溪人，研究员，博士生导师。1950 年毕业于燕京大学医预系，1955 年毕业于北京协和医学院医疗系。1955～1958 年于北京协和医院皮肤科工作。1958 年至今于中国医学科学院皮肤病研究所工作。1982 年在英国伦敦 St. Johns 皮肤病医院做访问学者。1986～1993 任中国医学科学院皮肤病研究所所长，兼任全国性病防治研究中心主任。

　　长期从事皮肤病临床与实验室研究工作。特别是在免疫性皮肤病与性病研究方面有较深的造诣。

　　历任国务院学位委员会第二、三届学科评议组成员，卫生部性病专家咨询委员会副主任委员，中华医学会皮肤病学会副主任委员。《中华皮肤病杂志》主编、名誉主编，《国外医学皮肤性病学分册》主编、名誉主编，亚洲皮肤科学会理事、荣誉理事等社会职务。

　　曾获中华医学会优秀总编奖；卫生部、公安部等四部委全国预防控制艾滋病性病先进个人；江苏省科研成果三等奖 2 次。1992 年获国务院颁发的政府特殊津贴。

前　　言

　　梅毒在世界范围内广泛流行，是一种严重危害人类健康的性传播疾病，患梅毒的孕妇可将梅毒胎传给胎儿，给下一代的身心健康带来严重威胁。梅毒患者在生殖器出现溃疡更能促使 HIV 经性接触传播。

　　据中国疾病预防控制中心对 105 个性病监测点的统计，近五年来梅毒患病人数不断增加，给社会带来很多不安定因素。

　　我国政府和社会各界十分重视性病（包括梅毒）的防治工作，性病（包括梅毒）防治是一项社会性很强的工作，在动员社会各方面力量综合治理的同时，我们医务工作者更是责无旁贷，既要在临床工作中认真诊治梅毒患者，又要对梅毒的诊断及防治知识进行普及，以期各级医务工作者能掌握梅毒的临床症状、体征及实验室检查的各种方法，达到正确诊断及治疗，不误诊，不漏诊，彻底治愈病人，为控制梅毒的传播、保障人民健康及社会稳定等都有十分重要意义。

　　本书适用于基层医生、检验、药剂人员的参考及患者的自我防护等。

　　限于编者专业水平，错误之处在所难免，请读者赐教指正。

李世泰

2014 年 11 月于北京

目　　录

一、概　　述

1. 梅毒的性质

梅毒（syphilis）是由梅毒螺旋体引起的一种慢性、系统性性传播疾病，人体受感染后，螺旋体很快播散到全身，几乎可侵犯全身各组织与器官，临床表现多种多样，且时显时隐，病程较长。早期主要侵犯皮肤及黏膜，晚期除侵犯皮肤、黏膜外，还可侵犯心脏血管系统及中枢神经系统；另一方面，梅毒又可多年无症状呈潜伏状态。梅毒主要通过性接触传染，患梅毒的孕妇可通过胎盘胎传胎儿，导致流产、早产、死胎或分娩先天梅毒儿；亦可因输入梅毒患者血液而受感染。

2. 梅毒是输入性疾病

据医史学家考证，在 15 世纪以前欧洲尚未发现梅毒。15 世纪，哥伦布率船队发现美洲新大陆，当地的土著居民正患一种地方病（后称梅毒），以后船队队员亦染上该病，并随船队到达的地方将梅毒传到西班牙、法国等地，又由这些国家的军队传到意大利等国。到 15 世纪末，梅毒已在欧洲蔓延。之后，葡萄牙的商船队经过好望角到达印度经商，又将梅毒传到亚洲各国。

大约在 16 世纪初期，梅毒从印度先传入我国广东省，当时称为

"广疮"，以后在各地蔓延。古人陈司成著《霉疮秘录》是我国第一部论述梅毒最完善的专著，明代李时珍著《本草纲目》详细记载了梅毒流行情况。以上资料说明梅毒是从国外传入我国的。

3. 梅毒的流行情况

梅毒是世界流行的疾病，1941～1947年美国一期及二期梅毒发病率较高，1955～1957年明显降低。1969年以后又逐年增高，1989～1991年平均年发病率为18.47/10万。21世纪以来，其年发病率又明显上升。有很多因素促使发病率增高，如过早开始性生活，性伴侣数量较多及同性恋人数增加等。

梅毒在我国流行400余年，新中国成立前梅毒发病率甚高，占四大经典性病（梅毒、淋病、软下疳、性病性淋巴肉芽肿）之冠；新中国成立后，政府封闭妓院，取缔娼妓，大力开展性病防治工作。于20世纪60年代初期，我国大陆基本消灭了梅毒。1964年由北京皮肤性病研究所胡传揆所长在"北京科学大会"上向全世界宣布"我国对梅毒的控制和消灭"一文，受到国内外各界高度赞誉。80年代以来，随着旅游事业的发展，国内外人员接触频繁，梅毒再次从国外传入我国。已从沿海向内地、从城市向农村扩散蔓延，发病地区不断扩大，发病人数日益增加。

据全国 105 个国家级性病监测点报告梅毒病例数据表

年 份	梅毒		梅毒发病数占 5 种性病		梅毒发病率占 5 种性病	
	病例数	发病率 （1/10 万）	5 种性病病例数	梅毒占%	5 种性病发病率 （1/10 万）	梅毒占%
2009 年	45102	58.74	119419	37.77	155.53	24.28
2010 年	57949	70.24	127646	45.4	154.73	29.34
2011 年	62292	79.34	138085	45.11	175.87	25.65
2012 年	61949	71.81	137928	44.91	159.88	28.09
2013 年	59374	65.5	136388	43.53	150.46	28.93

此表为中国疾病预防控制中心对 105 个国家级性病监测点病例报告数据。其统计规则为 105 个监测点中医疗机构上报的且已经审核过的数据，与传染病报告信息系统中的统计方法不同。2009 年数据为 2010 年下载的 2009 年国家级性病监测点报告数据，2010 年以后所分析年度数据为本年 1~4 季度累计数据。5 种性病包括：梅毒、淋病、生殖道衣原体感染、生殖器疱疹、尖锐湿疣。

报告的梅毒病例中绝大部分为早期梅毒，还有不少先天梅毒。早期梅毒患者不仅是梅毒的传染源，更增加了感染 HIV（人类免疫缺陷病毒）的危险性。感染 HIV 后，由于免疫系统的影响，可改变梅毒的自然病程、干扰梅毒血清反应的变化及抗生素的治疗效果等，因此可造成诊断及治疗困难。

由于梅毒发病率高、传染性大、危害性严重，《中华人民共和国传染病防治法》将梅毒列入乙类传染病。对新发病例应逐级上报。

二、梅毒的病原体

1. 梅毒的病原体

梅毒的病原体为梅毒螺旋体（treponema pallidum），1905 年由德国学者 Schaudinn 及 Hoffman 在梅毒患者的硬下疳分泌物中首先发现，是小而纤细的螺旋状微生物，有 6~12 个致密而规则的螺旋，轴长 6.0~15.0μm，横断面直径 0.09~0.18μm，因其与透明液体有相似的折光力，故称苍白螺旋体。一般染色方法不易被染色，因此，普通显微镜下很难看到。常用的方法为暗视野显微镜检查，可观察到螺旋体的运动形态，其运动方式有三种，具有以下特征性：如围绕长轴旋转前进、呈螺旋圈样伸缩前进或全身弯曲如蛇形，以围绕长轴旋转前进为最常见。在电镜下，螺旋体粗细不等，着色不匀，宛如蛇状，前端有数根鞭毛样细纤维束伸入胞质内，以维持螺旋体的弹性，并具有屈曲与收缩功能，原浆内含有 1~2 个球状深色颗粒。

2. 梅毒螺旋体的动物接种

梅毒螺旋体体外培养困难，但可以动物接种建立动物模型。常用的动物为家兔，将梅毒螺旋体接种家兔睾丸，使其发生梅毒性睾丸炎，以此保存螺旋体菌株（有毒力的菌株称为 Nichols 株）及传代，制作梅毒血清反应的抗原，进行免疫血清学试验及药物疗效判定等。另一种螺旋体接种于含氨基酸和兔睾丸碎片中，虽能生长繁殖，但无致病力，其菌株称 Reiter 株。

梅毒螺旋体的繁殖：据研究，梅毒螺旋体系横段分裂为首尾两段或分裂成数段而繁殖，其分裂周期为 30~33 小时。

3. 梅毒螺旋体的抵抗能力

梅毒螺旋体在体外不易生存，煮沸、干燥、肥皂水及一般消毒剂均易将其杀死。如 0.1% 升汞液可在数秒钟内杀死，0.1% 石炭酸液 15 分钟杀死，1：20 甲醛液 5 分钟杀死；其他如 2% 盐酸、双氧水及酒精等均可短期内将其杀死。梅毒螺旋体在干燥环境下可迅速死亡，在潮湿之器具或毛巾可存活数小时。最适宜 pH 为 7.3~7.5，温度为 37℃，41℃ 可存活 2 小时，48℃ 可存活半小时，100℃ 立即死亡。对寒冷抵抗力大，0℃ 可存活 48 小时，梅毒病损的切除标本置冰箱内（冻层 −20℃）1 周后仍可使家兔致病，−78℃ 低温冰箱保存数年仍维持螺旋体形态、活力及致病力。

三、梅毒的传播途径

梅毒的传染源是梅毒患者，其传播途径有如下诸方面：

1. 性接触

这是最主要的传播途径，约占 95% 以上，未经治疗的梅毒患者，在感染后的第 1~2 年内最具有传染性，因为患者的皮肤或黏膜损害内（或分泌物内）含有大量梅毒螺旋体，极易通过性接触使对方受到感染。随着病期延长，传染性越来越小，感染 2 年以上一般传染性较小。

2. 胎传

患梅毒的孕妇，在妊娠期内梅毒螺旋体可通过胎盘及脐静脉进入胎儿体内，引起胎儿在宫内感染，多发生在妊娠 4 个月以后，导致流产、早产、死胎或分娩先天梅毒儿。一般认为，孕 16 周前，胎儿营养由绒毛膜供给，绒毛膜有两层细胞，即合体细胞及细胞滋养细胞，梅毒螺旋体不易穿越此层，所以孕 16 周前胎儿受感染较少；孕 16 周后，细胞滋养细胞减少并逐渐萎缩，至 24 周后完全退化，梅毒螺旋体则可顺利通过胎盘进入胎儿体内。但近年国外资料表明，孕 7 周时梅毒螺旋体已可通过绒毛，由于胎儿免疫系统尚未成熟，所以对感染不发生反应。此外，未经治疗的梅毒妇女，病期 2 年以上者，通过性接触传染性已甚少，但妊娠时仍可胎传胎儿。

3. 输血

输入梅毒患者血液亦可被传染。

如供血者血液中梅毒螺旋体含量较多，而受血者免疫力低下则发生二期梅毒的临床表现，不发生一期梅毒。无论临床表现怎样，只要受血者梅毒血清反应出现阳性，均应积极正规治疗。另外，如供血者在输血前虽已经过治疗，但梅毒螺旋体抗原试验（如 TPHA、TPPA、FTA-ABS 试验）或非梅毒螺旋体抗原试验（如 RPR、TRUST 试验）仍阳性者，不宜作为供血者。

4. 其他途径

少数可通过性接触以外途径导致传染，如接吻、哺乳等；间接接触传染：如接触被患者分泌物污染的衣裤、被褥、毛巾、食具、牙刷、口琴、剃刀、烟嘴、便桶及未严格消毒的器械等，均可作为传染媒介引起传染，但机会极少。

四、梅毒的免疫状态

免疫系统的三大功能是免疫防御、免疫自稳及免疫监视。免疫系统功能异常可导致抗传染功能低下，肿瘤发生率高，可出现各种免疫性疾病。

根据免疫应答的细胞及效应机制的不同，将免疫应答分为细胞免疫应答及体液免疫应答两种类型。

1. 细胞免疫应答

由 T 细胞为主导的免疫应答，T 细胞被抗原激活后分泌细胞因子，形成效应 T 细胞，发挥免疫效应，排除抗原性异物。

由于梅毒的免疫问题较复杂，迄今尚未完全明确其全部免疫反应机制。虽然近几年有关这方面研究，大多认为其发病机制与 T 淋巴细胞介导的细胞免疫反应有关，但确切机制尚无定论。

大多数感染性疾病随着病情的发展，机体逐渐产生细胞免疫应答或体液免疫应答，对机体可起到保护作用，临床症状随之减退，病变部位损害也可停止发展；而梅毒则不同，一期梅毒及二期梅毒临床症状及体征均甚明显，但机体产生的抗梅毒螺旋体抗体及抗心磷脂抗体并不能起到保护作用。因此，梅毒病程可迁延持续数年甚至数十年之久。由于机体缺乏对梅毒螺旋体的免疫保护，可出现血清复发、症状复发及再感染等。

2. 体液免疫应答

由 B 细胞为主导的免疫应答，B 细胞被抗原激活后增殖、分化为浆细胞，分泌特异性抗体，产生免疫效应，同时形成记忆细胞。记忆细胞再次受同样抗原刺激后，引起再次抗体应答，分泌抗体持续时间长，主要是高滴度、高亲和性的 IgG 抗体。

人类对梅毒无先天免疫性，尚无疫苗接种进行人工免疫。感染梅毒螺旋体后机体逐渐产生免疫力，一期梅毒（硬下疳）出现 1 周后开始显示有免疫力，首先产生 IgM 型抗梅毒螺旋体特异性抗体；硬下疳出现 2 周后，产生 IgG 型抗梅毒螺旋体抗体；二期梅毒时免疫性最高，抗体产生最多，此后逐渐下降。

一期梅毒治疗后 3 个月、二期梅毒治疗后 9 个月、早期潜伏梅毒治疗后 2 年，大部分病人 IgM 型抗体可转为阴性，再感染时又出现阳性，故 IgM 型抗体的存在是活动性梅毒的表现。IgG 型抗体，即使经足量抗梅治疗，梅毒螺旋体抗原消失后很长时间，IgG 型抗体仍可通过记忆细胞的作用继续产生，甚至终生在血清中可测出。另外，IgG 型抗体可通过胎盘进入胎儿体内；而 IgM 型抗体由于分子量较大，不能通过胎盘，故梅毒孕妇所生婴儿在血清中测出 IgM 型抗体，则是诊断先天梅毒的有力证据。

3. 反应素（reagin）——另一种具有抗体性质的物质

梅毒螺旋体破坏人体组织过程中，在体内释放出一种抗原性心磷脂，能刺激机体产生反应素，该反应素与从牛心中提取的心磷脂在体外可发生抗原-抗体反应。反应素一般在受感染后 5~7 周（或下疳出现后 2~3 周）产生，正规治疗后可逐渐消失。但一部分患者仍保持低滴度阳性，称为血清固定。

五、梅毒的分期与病程

（一）梅毒的分期

梅毒可根据传染途径的不同分为后天梅毒（获得性梅毒）与先天梅毒（胎传梅毒）；又可根据感染时间的长短，分为早期梅毒与晚期梅毒（三期梅毒）。早期梅毒传染性较大，晚期梅毒传染性较小，早期梅毒与晚期梅毒的区分以两年为界。

1. 后天梅毒（获得性梅毒）

（1）早期梅毒（病期 2 年以内）：包括一期梅毒、二期梅毒、早期潜伏梅毒及二期复发梅毒。

（2）晚期梅毒（三期梅毒）（病期 2 年以上）：包括皮肤、黏膜、骨骼梅毒（又称三期良性梅毒）、心血管梅毒、神经梅毒及晚期潜伏梅毒。

2. 先天梅毒（胎传梅毒）

（1）早期先天梅毒（2 岁以内发病者）：包括皮肤、黏膜、骨骼、眼、内脏、神经梅毒及早期先天潜伏梅毒。

（2）晚期先天梅毒（2 岁以后发病者）：包括皮肤、黏膜、骨骼、眼、内脏、神经梅毒及晚期先天潜伏梅毒。

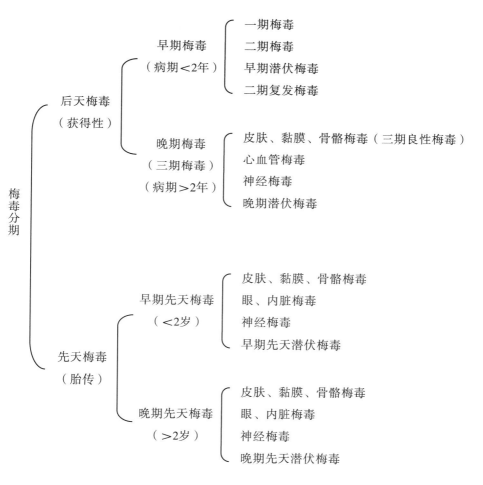

梅毒分期图

（二）梅毒的病程

　　梅毒是多系统受侵犯的疾病，症状多种多样。由于梅毒螺旋体的活性及人体抵抗力间的相互关系，表现为显发症状与潜伏状态交替出现，病程可持续很长时间，症状的轻重、发病时间的早晚亦不完全相同，甚至可以自然痊愈。根据其发展经过一般分为三期，当梅毒螺旋体进入人体后，经过 2~4 周潜伏期，在此期间梅毒螺旋体在入侵部位大量繁殖，通过免疫反应，在侵入部位首先发生的损害称一期梅毒（即硬下疳）；由于局部免疫力增强，一部分螺旋体被消灭，经过 3~6 周，即使不经治疗，硬下疳也会逐渐消退进入潜伏状态称潜伏梅毒。与此同时，另一部分螺旋体则进入淋巴系统，当患者机体抵抗力降低，少数存活的螺旋体又增多，经过 3~4 周，螺旋体由淋巴系统进入血循环，在皮肤、黏膜又发生损害，各脏器如肝、脾、骨骼与神经系统等形成梅毒性病灶，称二期梅毒。如不经治疗 3~12 周又可自行消退，再次进入潜伏状态，以后可能有皮损复发，再次消退，如此反复交替发生可达 1~2 年，每次复发后的潜伏状态越来越长，而皮损数目则越来越少，此称为二期复发梅毒。一期及二期梅毒，皮肤、黏膜等损害内有梅毒螺旋体，传染性大，又称早期梅毒。感染 2 年以上或更长时期，称为晚期梅毒（三期梅毒），在皮肤、黏膜、骨骼等再次出现损害，数目少、局限性、破坏性大，不易查到梅毒螺旋体，称晚期（三期）良性梅毒；不经治疗也可自行消退，但遗留瘢痕。少数可出现神经系统或心脏血管系统梅毒，影响脏器功能，甚至危及生命。另有部分患者不出现晚期梅毒的症状，仅梅毒血清反应阳性，称晚期潜伏（隐性）梅毒。其中少数患者血清反应滴度可逐渐下降，最后转为阴性而自然痊愈。

　　梅毒的上述病程是未经治疗患者的典型病程模式，这种典型病程不是每个患者都能见到，由于个体差异与治疗的影响，每个患者的病变过程不尽相同，因此在临床上常可见到各种各样的非典型病程。

（三）各期梅毒的临床表现

1. **后天梅毒（获得性梅毒）**

（1）一期梅毒的临床特点

1）一期梅毒：又称硬下疳，是梅毒螺旋体进入人体后的第一个损害，从性接触到发生损害的潜伏期最短 1 周，最长 2 个月，一般 2~4 周。典型硬下疳：一般单发，直径 1~2cm，圆形或椭圆形，稍高出皮面，呈肉红色糜烂面或浅在性溃疡，疮面清洁，有少量浆性分泌物，内含大量梅毒螺旋体，周围及基底浸润明显具软骨样硬度，无疼痛。多发于外生殖器，男性多在阴茎、龟头、冠状沟、包皮、尿道外口等；男男同性性接触者常见于肛门、肛管。女性多在大小阴唇、阴蒂、宫颈

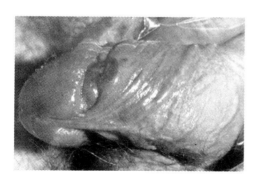

对口下疳（阴茎冠状沟）

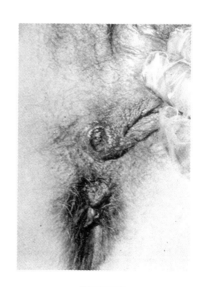

阴唇下疳

等部位。少数发生于唇、舌、乳房、手指等。妊娠期由于生殖器官充血，组织松软，故硬下疳较一般明显。硬下疳经抗梅治疗可迅速消退，未经治疗可在3~6周自行消退，不留痕迹或留轻度萎缩瘢痕及色素沉着。如患者多次感染，螺旋体从几处侵入或由于自身接种，可发生多发性硬下疳，但较少见。如与杜克雷嗜血杆菌同时感染，则发生混合性下疳，先出现软下疳的损害，其后再出现硬下疳。

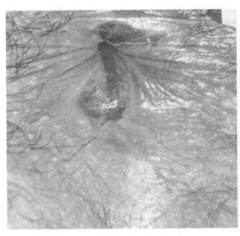

肛门下疳

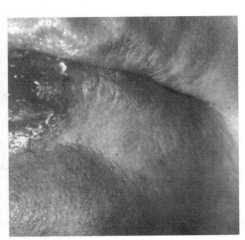

下唇下疳

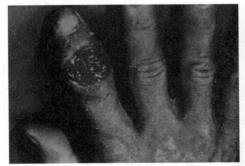

手指下疳

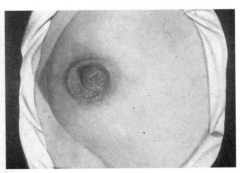

乳房下疳

2）硬下疳出现后 1~2 周，腹股沟或患部附近淋巴结可增大，为单侧或双侧，常为数个，大小不等，质硬，不粘连，不破溃，无疼痛。其皮肤表面无红、肿、热。增大的淋巴结消退较硬下疳愈合晚，1~2个月。

3）暗视野显微镜检查：皮肤、黏膜损害或淋巴结穿刺液可查见梅毒螺旋体。

4）梅毒血清学试验：梅毒血清学试验一般为阳性；如感染不足3 周，非梅毒螺旋体抗原试验（如 RPR 试验等）可为阴性，应于感染4 周后复查，阳性率明显提高。

（2）二期梅毒的临床特点：一期梅毒未经治疗或治疗不彻底，螺旋体由淋巴系统进入血液循环播散全身，引起多处病灶，称二期梅毒。可侵犯皮肤、黏膜、骨骼、内脏、心脏血管系统及神经系统等，而以皮肤、黏膜损害为主。常发生于感染后 6 周至 6 个月或硬下疳消退后3~4周。少数情况，二期皮损可与硬下疳重叠出现。二期皮损发生前可出现轻重不等前驱症状，如发热、头痛、骨关节酸痛、食欲不振、肝脾大、全身浅表淋巴结增大等。以上诸症可轻可重，因人而异，其发生率男性约为 25%，女性约 50%。一般 3~5 日好转。

（3）二期梅毒的皮肤损害：80%~95%的病人可发生二期梅毒皮肤损害。皮损分布广泛、对称，疹型多种多样，各种损害可单独或合并出现，其发生与发展缓慢，破坏性小，无功能障碍，客观症状明显而主观症状轻微，但传染性强；不经治疗持续数周或 2~3 个月可自行消退，一般不留瘢痕。

1）斑疹：较常见，约占 50%，呈圆形或椭圆形，1~2cm 大小，初为淡红或鲜红色，压之褪色，几天后转为暗红或褐红色，皮疹数目多，分布对称，好发于躯干、四肢及掌跖等。斑疹中有时夹杂少数斑丘疹，消退后不留痕迹。

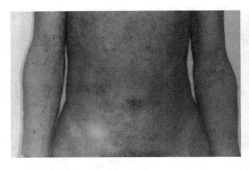 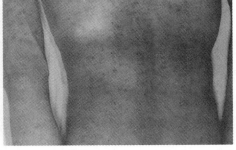

二期梅毒斑疹 1 二期梅毒斑疹 2

2）丘疹：约占 40%，为隆起皮肤的损害，豌豆大，有浸润性，暗红或褐红色，有的病损表面有鳞屑，中心固着，边缘翘起呈领圈样，外观类似银屑病，皮损消退后遗留暂时性色素沉着。好发于躯干、四肢屈侧、掌跖及外生殖器等部位，对称分布。未经治疗，其持续时间较斑疹长，消退也缓慢。

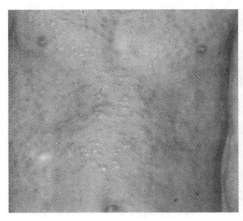 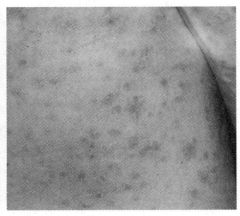

二期梅毒丘疹 1 二期梅毒丘疹 2

3）脓疱疹：较少见，约占4%，一般发生于身体虚弱者，初为丘疹，以后发展为深浅不等的脓疱，愈后留瘢痕。

4）掌跖梅毒疹：通常与其他型二期梅毒疹并存。1991年笔者统计二期梅毒81例，掌跖部出现损害65例（占80.2%），为红斑或丘疹，边缘覆黏着性鳞屑，似领圈样，不易剥脱，与其他皮肤病之掌跖损害有所不同。

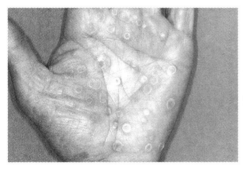

二期梅毒手掌皮损

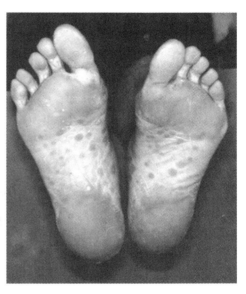

二期梅毒足跖皮损

5）扁平湿疣：好发于易受摩擦之皱襞及潮湿部位，如大小阴唇间、包皮内、肛门周围，其他如股内侧、腋窝、乳房下、趾间等。表现为湿丘疹，表面摩擦后糜烂、融合成扁豆大或更大之无蒂小块，有时呈疣状或乳头状，境界清楚，表面平坦湿润，有大量分泌物，内含多量梅毒螺旋体，传染性甚强。

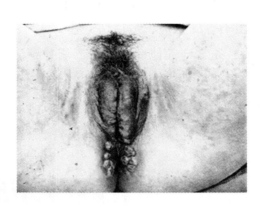

肛门扁平湿疣

（4）二期梅毒黏膜损害：占 50% 左右。表现为黏膜斑或梅毒性黏膜炎，前者呈圆形或椭圆形之糜烂面，直径 0.2~1cm 不等，基底红润，表面有渗出液或形成灰白色薄膜覆盖，内含大量梅毒螺旋体，以唇黏膜最多，次为齿龈、颊及舌等，一般无继发感染，也无自觉症状。梅毒性黏膜炎常发生于颊、咽、舌、上腭、扁桃体及喉部等，表现为黏膜红肿，咽后壁淋巴滤泡充血、突出，严重者尚有糜烂及渗出物，局部有干痛感。如损害发生于喉部，累及声带可有声音嘶哑或失音。

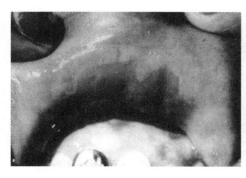

二期梅毒唇黏膜斑

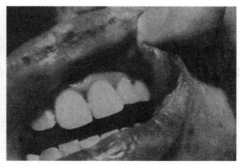

二期梅毒唇、齿龈黏膜斑

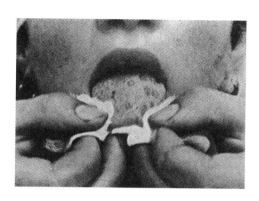

二期梅毒舌黏膜斑

（5）二期梅毒性脱发：占 5%～10%。发生于头顶、枕或颞部，呈稀疏脱发，边界不清，犹如虫蚀状，严重者眉、腋毛亦脱落。另一种为弥漫性脱发，但少见。一般无自觉症状，脱发原因可能是由于病变侵犯毛囊所致，抗梅治疗后可恢复，不遗留瘢痕。梅毒性脱发应与斑秃相鉴别。

（6）二期梅毒骨关节损害：可发生骨膜炎、骨炎、骨髓炎，好发于长骨，以胫骨最多。另为关节炎、滑囊炎及腱鞘炎，好发于四肢大关节。上述损害以骨膜炎最多，约占 75%；关节炎次之，约占 38%；骨炎约占 4%；滑囊炎、骨髓炎及腱鞘炎仅占 2% 左右。共同症状为晚间及休息时疼痛加重，白天及活动时疼痛减轻。初次接受抗梅治疗，局部可有疼痛增剧反应。

（7）二期梅毒其他损害：二期梅毒还可以有眼梅毒、神经梅毒及内脏梅毒等。

1）二期眼梅毒：可发生虹膜炎、虹膜睫状体炎、脉络膜炎、视神经炎及视网膜炎等。常为双侧性。

2）二期神经梅毒：表现为无症状性神经梅毒及神经梅毒。前者无临床症状及体征，仅脑脊液有异常。后者以梅毒性脑膜炎多见，据统计，新中国成立前北京协和医院 1262 例早期梅毒中，梅毒性脑膜炎 161 例占 12.8%，其中 11.1% 未正规治疗，1.7% 未治疗；其次为脑血管梅毒及脑膜血管梅毒等。

3）二期内脏梅毒：发生率较低，大都发生于二期梅毒之潜伏期或皮损出现时，通常发生于衰弱病人。可为梅毒性肝炎或肾炎，需除外其他原因所致，且抗梅治疗后好转诊断方能成立。脾肿大者少见。

（8）二期复发梅毒：二期梅毒未经治疗或治疗量不足，当患者免疫力降低，二期损害消退后又重新出现新损害，称二期复发性梅毒。一般发生于感染后 6 个月至 2 年，其发生率为 20% 左右。复发损害以皮肤、黏膜为主，也可有眼、骨及内脏损害。皮损形态与二期梅毒疹大体相似，但较大、数目较少，破坏性亦较大，多呈局限性集簇排列，境界明显，可中央消退，边缘又起新疹，形成环形、弧形、匐行形或花瓣形。复发越晚此种排列越显著，数目越少破坏性亦越大。好发于肩胛、前臂、臀部、前额、肛周及阴部等，分布不对称。肛周及外生殖器部位常见为扁平湿疣损害。上述损害复发前一般先出现血清复发。二期复发疹可几次复发，未经治疗，自行消退又进入潜伏期。

二期梅毒暗视野显微镜检查：二期梅毒的扁平湿疣、湿丘疹及黏膜斑的渗出液内可查见梅毒螺旋体。

二期梅毒血清学试验：梅毒血清学试验如 RPR 试验、TPPA 试验、TPHA 试验或 FTA-ABS 试验均为强阳性。

（9）早期梅毒合并 HIV 感染临床变化：一期梅毒硬下疳及二期梅毒扁平湿疣，由于在生殖器或肛门周围出现糜烂面或溃疡，极易通过性接触感染艾滋病病毒。笔者曾见 3 例二期梅毒合并 HIV 感染者，其皮损形态、性质与一般二期梅毒相似，但损害分布广泛呈弥漫性。治疗后皮损消退及 RPR 滴度下降均较一般患者慢。

第一例：患者男性，31 岁，因阴部皮损 3 个月、全身皮损 1 个月于 1989 年初来本院就诊。患者 4 个月来有男男同性性接触史（国内及国外性伴——澳大利亚人），3 个月前阴部出现指甲大红斑，上有浅溃疡，有少许分泌物，无疼痛及痒感。3~4 周后，阴部皮损逐渐好转。但 1 个月后出现发热、乏力、头痛等（二期梅毒发生前的前驱症状），数日后全身出现红斑，无痛痒。在附近医院诊断"药疹"，静滴药物（药名不详），皮损愈渐增多。无进口血浆制品注射史，亦无吸毒或共用注射针头史。

查体：患者一般情况尚好，龟头右侧可见一指甲大浅瘢痕，四肢、躯干及掌跖弥漫对称分布，呈暗红色及浅褐色斑疹及丘疹，掌跖部暗红色斑疹上附黏着性鳞屑，不易剥脱。腹股沟可触及数个淋巴结如花生米大小，无触痛，表皮无红、肿、痛、热等炎症现象。

实验室检查：

1）梅毒血清学检查：FTA-ABS 试验及 TPHA 试验均阳性，RPR> 1：64（+）。

2）HIV 抗体检测：先用 ELISA（酶联免疫吸附试验）法：HIV 抗体阳性。再用免疫印迹试验（Western blot）检测，患者血清与阳性对照带型完全一致。

最后确诊：二期梅毒合并 HIV 感染。其后对患者周围人员及有关亲属检查 HIV 抗体均阴性。

该患者为二期梅毒，并有男男同性性接触史，故可以认为其 HIV 感染由性接触传播所致。

该病例系笔者与我院感染科王爱霞教授等共同发现并报告。即我国首例大陆汉族北京居民通过男男同性性接触患二期梅毒合并 HIV 感染。于同年人民日报登载了此消息（1989 年以前，我国报告的 HIV 感染者均系吸毒人群共用针头或注射进口血制品者）。

在追踪观察该病例中，患者与国外性伴同去澳大利亚，后经我国驻澳使馆了解，患者去澳大利亚 3 年后发展为艾滋病（获得性免疫缺陷综合征，AIDS）。

通过该病例的启示：由于梅毒患者常伴有生殖器溃疡，增加了在男男同性性接触中对 HIV 的易感性。因之对梅毒患者伴有男男同性性接触史者应进行 HIV 抗体检查，以免遗漏 HIV 感染者；同时应积极治疗梅毒及有生殖器溃疡之其他性病，以减少 HIV 在性病人群中的传播。

第二例，男性，有男男同性性接触史，先患二期梅毒，以后发现 HIV 阳性。先后给予苄星青霉素三个疗程治疗，治疗后 6 个月、1 年及 1 年半时，RPR 效价均未 4 倍下降，继续观察 2 年以上，RPR 仍未转阴。

第三例，男性，亦有男男同性性接触史，先发现 HIV 阳性，以后患二期梅毒。先后给予苄星青霉素二个疗程治疗，观察 2 年以上，RPR 仍未转阴。

（10）三期（晚期）梅毒发生率：早期梅毒未经治疗或治疗量不足，经一定时间的潜伏期，约 1/3 患者发生三期（晚期）梅毒，其中 15% 左右在皮肤、黏膜、骨骼出现梅毒性损害，破坏程度较二期梅毒重，但一般不危及生命，称良性晚期梅毒，常发生于感染后 4~5 年。15%~20% 的患者其心脏血管系统及中枢神经系统出现梅毒性损害，严重时危及生命，预后不良，称恶性晚期梅毒，常发生于感染后 10~25 年。

三期皮肤、黏膜梅毒的特点：三期皮肤、黏膜梅毒损害数目少，面积大，分布不对称，破坏性大，可形成溃疡，客观体征严重，主观症状轻微。不经治疗，数月至数年也可自行愈合，愈后遗留萎缩性瘢痕。损害内梅毒螺旋体极少，不易查到。梅毒血清反应阳性率较早期梅毒低，有时可呈阴性反应。

（11）三期皮肤梅毒分型

　　1）结节性梅毒疹：约占三期皮肤梅毒39%，好发于头皮、肩胛、背及四肢伸侧，分布不对称。为黄豆至扁豆大结节，棕红色，质硬，集簇排列，但不融合；常被覆黏着性鳞屑或痂，除去后露出浅溃疡面，损害发展类似环形或花瓣形，常有一端吸收自愈，另一端出现新的结节形成匐行性。结节吸收、消退后遗留萎缩斑及色素沉着；结节自中心软化坏死则形成糜烂或浅在性溃疡，边缘呈堤状隆起，愈后形成萎缩性瘢痕。

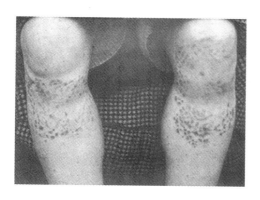

三期梅毒（结节性梅毒疹）1

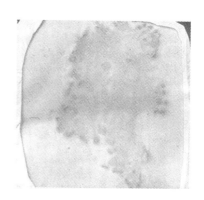

三期梅毒（结节性梅毒疹）2

　　2）梅毒性树胶样肿：约占三期皮肤梅毒61%，出现时间晚，破坏性大，全身各处均可发生，小腿伸侧尤多，常单发，外伤可为诱因。初期为皮下组织深部发生结节或肿块，逐渐增大，中心软化坏死，形成深的溃疡，呈圆形、椭圆或不规则形，边缘整齐、锐利，呈穿凿形，周围堤状隆起，中心流出黏稠、类似胶冻样渗出物及坏死组织。溃疡可一部分扩展，另一部分愈合，形成具有特征性的肾形或马蹄形溃疡，经数月至1~2年溃疡愈合遗留大块萎缩性瘢痕，周围有明显色素沉着。

　　女性患者，树胶样肿可发生于外生殖器，蔓延至阴道壁形成溃疡，发生膀胱-阴道瘘或直肠-阴道瘘，也可在阴道壁呈弥漫浸润，黏膜增厚、红肿、溃烂，愈后形成瘢痕，导致阴道狭窄。

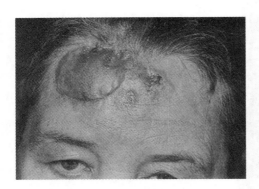 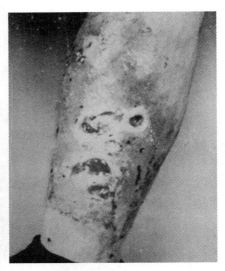

三期梅毒（额树胶肿）　　　　　　　三期梅毒（下肢树胶肿）

3）近关节结节：又称梅毒性纤维瘤，为无痛性、生长缓慢的近关节之腱鞘及皮下纤维结节。有人认为梅毒螺旋体对结缔组织有特殊亲和力，因结节中可查到螺旋体，经动物接种成功。好发于肘、膝、髋等大关节附近的易受摩擦部位，对称发生，豌豆至核桃大，圆形、卵形，质硬，3~5 个聚集，不可活动，表皮正常，从不破溃，无炎症，不痛。不治疗不能自行消退，抗梅治疗后可逐渐消退。

下面简单介绍著名梅毒学专家李洪迥教授及马海德博士亲自撰写的论文——103 例梅毒性近关节结节的分析报告，该文章是我国有史以来报告"梅毒性近关节结节"病例最多、分析最详尽、数据最完整的病例报告。简述如下：

1954~1957 年，中央皮肤性病研究所在海南岛、云南弥勒县、新疆、内蒙古等少数民族地区进行性病防治研究工作中，发现梅毒性近关节结节 98 例，加之中央皮肤性病研究所门诊发现 5 例，共 103 例进行了分析。

海南岛 1357 例梅毒中，近关节结节 72 例（占 5.3%）；云南、新疆、内蒙古 1779 例梅毒中，近关节结节 26 例（占 1.4%）；皮研所门诊 1417 例梅毒中，近关节结节 5 例（占 0.35%），以上共 103 例。男 59 例，女 44 例；年龄 27~71 岁；职业：大部分为农民及牧民。

发生结节距感染梅毒时间：最短 3 个月，最长 40 年；结节存在时间：最短 3 个月，最长 43 年。

结节发生部位：主要为髋关节，其次为肘、膝、骶尾区、踝、肩关节等；发生于双侧占 64%，单侧占 36%；多分布于关节附近，为皮下结节，质硬，不与皮肤粘连，可推动，从不破溃，无痛，发展缓慢，其最大者 7~8cm，最小者 0.3~0.5cm。

结节数目：可统计的 98 例中，结节最少 1 个，最多达 19 个，仅发生 1 个结节 29 例，2 个结节 32 例，2 个结节以上者 37 例。

伴发其他梅毒病变：103 例中，伴发结节性梅毒疹 6 例，滑囊炎 3 例，骨膜炎及关节炎各 1 例，主动脉炎合并主动脉瓣闭锁不全 1 例。

梅毒血清反应：所有病例均阳性。

脑脊液检查：检查 3 例均正常。

结节病理变化：为致密的纤维组织，部分伴轻度玻璃样变化，在纤维组织中有不同程度之细胞浸润，并有血管内膜肿胀，其周围有细胞浸润。

结节动物接种：取结节组织接种于健康家兔睾丸，使之发生梅毒性睾丸炎即表示接种成功。共接种家兔睾丸 2 例，1 例接种第一代出现梅毒性睾丸炎后，再取睾丸组织接种第二代，未出现梅毒性病变，表示接种未成功。另 1 例连续接种三代均出现梅毒性睾丸炎病变，表示接种成功。该实验进一步证明近关节结节内含有梅毒螺旋体。故应视为活动性梅毒。

治疗影响：103 例中，除 1 例曾注射 "606" 2 针外，其余 102 例未接受抗梅治疗。102 例中，除 1 例在皮研所经用 "苏联混合间歇疗法" 一疗程。其余 101 例均采用油剂青霉素，每日 60 万 U 肌注，连续注射 10 日为一疗程（总量 600 万 U），部分患者在疗程结束前或结束后结节已缩小，说明青霉素治疗有效。

该文还提出梅毒性近关节结节应与下列疾病相鉴别：

风湿性结节：该病多见于青年人，有慢性风湿病史、伴游走性多关节炎、心肌炎或心瓣膜炎等症状。结节较小，常成群出现，少具近关节性（或只在小关节附近），病程较短，多数持续数周即可消退。梅毒血清反应阴性。

皮下猪囊尾蚴病：结节可发生于任何部位，为黄豆至核桃大无痛性皮下结节，表面光滑，可移动。性质较软，梅毒血清反应阴性。

结节性黄瘤：本病为新陈代谢障碍疾病，患者血胆固醇增高，结节呈黄色或黄红色，性质较软。病理切片可见多量泡沫细胞及托通（Touton）多核巨细胞。梅毒血清反应阴性。

其他如腱鞘囊肿、皮下组织纤维瘤、骨瘤、钙沉着病等，根据损害之性质、形态、梅毒血清反应、病理组织变化、抗梅治疗效果等均可区别。

关于结节形成因素：从该文动物接种成功及胡传揆教授等（参考文献记载）从结节中找到梅毒螺旋体，证明梅毒性近关节结节是由梅毒螺旋体直接因素引起。另外国外作者 De Querrain 认为梅毒螺旋体对结缔组织有特殊亲和力，也证明了上述观点。

该文报道海南岛发病率较高（占 5.3%），其病变部位多在髋骶关节、坐骨结节及肩背等易受压迫、摩擦部位，由于该地为亚热带气候，居民穿着单薄，一般用树条或木板搭床入睡，说明生活、工作中易遭长期受压为其促发因素（胡传揆教授也报道过结节大多发生于睡眠或工作时易受压迫之处）。

最后作者认为：梅毒性近关节结节应视为晚期活动性梅毒的本质。应提高对本病的认识，在体检中应注意全身体检及骨关节部位等，以便早期发现，早期治疗。

1959 年笔者参加全国消灭性病防研工作，在云南省新平县腰街公社进行梅毒普查时，发现"梅毒性近关节结节 20 例"，均为男性，年龄 20~30 岁，所有患者双侧膝关节均有蚕豆至核桃大结节，3 个或 5 个成群聚集，表皮正常，不可活动，无自觉疼痛，其中 5 例患者同时合并一侧或双侧髋关节附近类似皮下结节。2 例患者合并肘关节附近皮下结节。所有患者梅毒血清反应均阳性。

该地区为山区，交通工具主要为骑马，可能由于马鞍或马驮之物品或器械等长期摩擦刺激等因素有关。

近些年，国内文献报道梅毒性近关节结节者极少，可能由于多注意皮肤、黏膜损害，而忽视了骨关节部位的检查等有关。

（12）三期黏膜梅毒的临床表现：主要发生于口腔与鼻腔各部位，其发生与发展均缓慢，一般无自觉症状。

1）口腔损害：常于硬腭发生结节性树胶肿，组织坏死后穿孔，向上进入鼻腔，使口腔与鼻腔相通，致发音、进食困难，俗称"通天窗"。向后波及软腭，使软腭浸润肿胀，破溃形成溃疡，并可破坏悬雍垂。还可在舌的背面中部发生树胶肿性舌炎，形成溃疡，溃疡边界不整，基底凹凸不平。

2）鼻腔损害：好发于鼻中隔，形成树胶肿，并可侵及骨膜、骨质，出现鼻中隔穿孔。鼻骨破坏形成马鞍鼻。损害亦可向下侵及硬腭与软腭。

（13）三期骨梅毒的临床表现：占三期梅毒的 25% 左右，在长骨（如胫骨）出现骨膜炎（较常见，约占三期骨梅毒的 53%）、骨髓炎及骨炎；颅骨、鼻骨、骨盆及肩胛骨等扁骨出现骨树胶肿性骨炎；分布局限，不对称，常于夜间发生骨痛，运动后减轻。

（14）三期眼梅毒：可发生虹膜睫状体炎、视网膜炎及间质性角膜炎等，可导致失明。

（15）晚期心血管梅毒的临床表现及其危害：晚期心血管梅毒发生率10%左右，常发生于感染后10~25年。由于早期梅毒未经治疗或治疗不彻底所致，男多于女，35~55岁好发。早期病变为梅毒性主动脉炎，常见部位为升主动脉，次为主动脉弓，主要侵犯主动脉壁滋养血管，发生闭塞性动脉内膜炎，中层肌肉及弹力纤维破坏，管壁坏死，失去弹性，主动脉壁变薄而扩张，对动脉内压力的抵抗能力减弱，形成动脉瘤。主动脉壁扩张导致主动脉瓣闭锁不全。内膜增生伴粥样硬化，主动脉窦亦发生炎症，可蔓延至主动脉瓣，使瓣膜增厚、变形，加重闭锁不全。冠状动脉口位于主动脉窦水平上，故主动脉窦的炎症很早侵及冠状动脉口，使之出现狭窄甚至阻塞。上述病变导致心脏扩大，心功能不全以致死亡。主动脉瘤患者可突然发生瘤体破裂，大量出血，立即死亡。因此，感染了梅毒，应早期诊断，早期治疗，可防止发生严重后果。

主动脉瓣闭锁不全还可以发生各种周围血管征，如脉压增大、"水冲脉"、"股动脉枪击音"、甲床毛细血管搏动等。

据统计新中国成立前北京协和医院晚期心血管梅毒144例中，主动脉炎25例（17.3%），主动脉瓣闭锁不全95例（66%），主动脉瘤19例（13.2%），冠状动脉病变5例（3.5%）。

梅毒血清学试验：非梅毒螺旋体抗原试验（如RPR试验等）大多数阳性，也可出现阴性；梅毒螺旋体抗原试验（如FTA-ABS、TPPA及TPHA试验等）为阳性。

（16）晚期神经梅毒分型：早期梅毒未经治疗或治疗不彻底者，梅毒螺旋体由淋巴系统进入血循环，再通过血-脑屏障侵入中枢神经系统，但是否引起病变，导致神经梅毒应根据患者机体免疫情况、螺旋体数量及毒力等多种因素有关。一般8%~10%出现晚期神经梅毒，多发生在感染后 10~20 年，男性多于女性。脑脊液检查异常。

据 Fournier 调查：5762 例晚期梅毒中，发生神经梅毒占 30%。

Bruusguard 调查：早期梅毒未治疗，9.5% 发生晚期神经梅毒。

晚期神经梅毒根据病变部位分为三型：

无症状神经梅毒：无临床症状，神经系统检查亦无异常体征，但脑脊液检查有异常变化。这可能是梅毒螺旋体经血液侵入中枢神经系统，尚未在脑和脊髓形成病变，仅脑脊液异常。

间质型神经梅毒：病变主要在脑膜及血管，又称脑膜血管梅毒。表现为脑膜炎、脑血管梅毒及脑膜树胶样肿等。

实质型神经梅毒：病变主要在脑或脊髓的实质，为神经元及轴索变性，脑部病变表现为麻痹性痴呆，脊髓病变表现为脊髓痨。

神经梅毒虽分为三型，但并非孤立存在，而是病变发展的不同阶段。

梅毒血清学试验：非梅毒螺旋体抗原试验（如 RPR 试验等）大多数阳性，也可出现阴性；梅毒螺旋体抗原试验（如 FTA-ABS、TPPA 及 TPHA 试验等）为阳性。

（17）间质型神经梅毒的临床表现

1）梅毒性脑膜炎：常呈亚急性或慢性起病，以颅底脑膜炎多见。主要为严重头痛及颅内压增高；如动眼、滑车、外展神经受累可引起眼球运动障碍；三叉神经受累可出现颜面麻木、感觉障碍及下颌运动障碍；听神经受累引起听力障碍等。

2）脑血管梅毒：脑内任何动脉均可受累，最常见为大脑中动脉之分支，动脉受累后发生内膜炎和血管周围炎症细胞浸润。内膜增厚，管腔狭窄，出现血栓形成或出血。病变在颈动脉系统可有偏瘫、失语、面瘫等。病变在椎动脉系统可有眩晕、呕吐、共济失调或脑神经麻痹等。

如年轻时患过梅毒，未经彻底治疗，年纪大后出现偏瘫、失语等，应及时到医院检查以排除晚期神经梅毒。

3）脑膜树胶样肿：病变常累及一侧大脑半球皮质下，发生头痛、颅内压增高等。尚可有不同部位的局部压迫症状，如病损过大可产生占位症状。本病应与脑部肿瘤鉴别。

（18）实质型神经梅毒的临床表现

1）麻痹性痴呆：为梅毒螺旋体侵犯中枢神经系统引起的脑膜脑炎，以额叶和颞叶前部为主的脑实质变性。发病年龄在 40～50 岁间，男多于女，多为隐袭起病。初期为头痛、失眠，以后出现多种精神症状与神经症状。

精神症状：首先表现为智力及记忆力逐渐减退，判断力下降，继而行为异常，如兴奋、狂躁、猜疑、夸张、虚构及各种妄想，常伴有定向力障碍等。另一部分患者表现为注意力不集中，自知力缺失，可有抑郁症状或焦虑不安，四肢瘫痪，尿便失禁，逐渐进入痴呆状态。

神经症状：表现为视力减退，视物不清，视神经萎缩或阿-罗瞳孔（Argyll-Robertoson pupil），瞳孔缩小、不正圆、不等大、对光反应消失而调节反射存在。另有言语障碍，如口吃及发音不清，语句中可见吐字疏漏与重复，可有面、唇、舌及手部震颤，由于手部震颤致字迹重叠或偏移，腱反射亢进或踝阵挛，腹壁反射消失，肌肉麻痹；尚有各种形式的癫痫发作，也可有偏瘫、失语等。

2）脊髓痨：是我国较常见的晚期神经梅毒，发病年龄在 30～50 岁，男与女之比为 4：1，其病理基础为脊神经后根及脊髓后索发生的退行性改变，继发神经和脊髓的病变，发病部位多在腰骶部。常见症状为感觉异常，如蚁行感、束带感和闪电样痛，由于下肢位置感消失或减弱而出现共济失调，行走时似踏棉花感，肌张力减弱，深浅感觉均可减退或消失。腱反射减弱或消失，肢体触觉及音叉觉均可减弱或消失。皮肤、肌肉、骨和关节可发生营养性改变，如足底穿透性溃疡。后根内交感神经纤维受累，在受累部位因血管舒张和神经管制失控可出现危象，如胃肠发生剧痛和功能障碍。管控眼瞳孔的神经受刺激而发生阿-罗瞳孔征。当骶段脊髓后根受损可出现括约肌功能障碍，如排尿困难、尿失禁、便秘或排便失禁等；尚可有生殖功能减退，如性欲减退、阳痿等。严重病例可发生一侧或双侧视神经萎缩，导致失明。

（19）神经梅毒合并 HIV 感染的临床表现：神经梅毒患者合并 HIV 感染时，由于 HIV 引起机体免疫力下降（周围血 CD4 淋巴细胞计数下降或 CD4/CD8 比例倒置），使神经梅毒发生时间提早，进展快，对常规疗法疗效差，可造成诊断及治疗困难。临床上可表现为无症状神经梅毒或并发脑神经损害的梅毒性脑膜炎，而典型脊髓痨则少见。因此，当梅毒患者合并 HIV 感染时，应做脑脊液检查。另一方面当 HIV 感染者出现神经系统症状，其鉴别诊断也应考虑到神经梅毒。

（20）潜伏（隐性）梅毒及其危害性：感染梅毒后经一定的活动期（如曾发生过一期、二期或三期梅毒病史），由于机体免疫性增强或治疗的影响，症状暂时消退，但未完全治愈，梅毒血清反应仍阳性（无其他可引起假阳性的疾病），脑脊液检查正常，此阶段称为潜伏梅毒。感染 2 年以内者称早期潜伏梅毒，因为尚有 20% 左右的病人可发生二期复发性梅毒的可能性，偶亦发现传染性伴侣者，妊娠妇女还可以将梅毒传给胎儿，故应视为仍有传染性。感染 2 年以上者称晚期潜伏梅毒，此期传染性伴侣及胎儿危险性降低，但对自身的危害性增大，15%~20% 可发生心血管梅毒或神经梅毒，15% 左右可发生三期皮肤、黏膜或骨骼梅毒。因此，对潜伏梅毒患者，亦应予以高度重视，采取积极治疗措施。

（21）妊娠梅毒的危害性：孕期发生或发现的活动性梅毒或潜伏梅毒统称为妊娠梅毒。

梅毒对妊娠的危害：妊娠妇女患梅毒后，梅毒螺旋体可自母体血液经胎盘及脐静脉侵入胎儿体内，引起胎儿在宫内感染。另一方面，胎盘被螺旋体侵入后，其小动脉发生内膜炎，管腔变狭窄、梗塞，导致胎盘组织坏死，胎儿不能获得营养。上述原因造成流产（妊娠 4 个月后）、早产、死胎或分娩先天梅毒儿，仅有 1/6 机会分娩健康婴儿。一个未经治疗的梅毒孕妇，在其多次流产、早产、死胎及分娩先天梅毒儿后有分娩正常儿趋势，此名为 Kassowitz 定律。即母体感染梅毒时间越久，梅毒螺旋体毒力逐渐变弱，胎儿受感染机会愈小，这只是一般趋势而已，不能因此放松对妊娠梅毒的治疗。

根据我国当前情况，凡早孕妇女，在产前检查时应做梅毒血清学筛查（RPR 试验）。无论产前是否做过 RPR 试验，在妊娠 20 周后娩出死胎的孕妇，均应再次进行 RPR 试验及 HIV 检查。

2. 先天梅毒（胎传梅毒）

（1）早期先天梅毒的临床表现：先天梅毒患儿出生后 2 岁以内发病者称为早期先天梅毒。其生母必为梅毒患者。由于胎儿在宫内通过血源性感染而发生相似后天梅毒的二期皮肤、黏膜损害，因此，不发生一期梅毒损害。如产妇分娩时宫颈、阴道壁、外阴或肛周有硬下疳损害，新生儿通过有病损的产道受感染则可发生一期梅毒（硬下疳），此为后天梅毒（获得性感染）。

1）全身症状：患儿出生时发育不良、瘦小，皮肤松弛、苍白、有皱纹如老人貌，哭声低弱嘶哑，常伴有低热、贫血、肝脾肿大、淋巴结增大及脱发等。

2）皮肤、黏膜损害：梅毒性鼻炎为最常见的早期症状，可因流涕、鼻塞致哺乳困难。常于出生后 3 周左右发生多种形态皮肤损害，如斑疹、斑丘疹、丘疹、水疱、大疱、脓疱等，好发于手掌、足跖；腔孔周围，如口角、鼻孔、肛周可发生线状皲裂性损害，愈合后成为特征性放射状瘢痕；在间擦部位，如外阴及肛周发生湿丘疹或扁平湿疣；口腔黏膜可见黏膜斑。

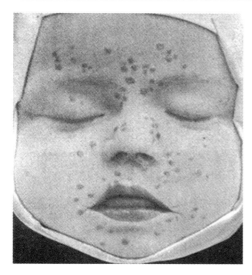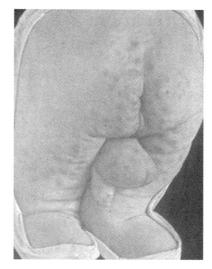

早期先天梅毒 1　　　　　　　　　　　　早期先天梅毒 2

3）其他：如甲沟炎、甲床炎及梅毒性指炎；长骨损害多为骨软骨炎、骨膜炎及骨髓炎等。受累肢体因疼痛不愿活动，稍一牵动四肢即引起啼哭，称之为梅毒性假性麻痹。10%患儿可发生神经梅毒，以脑膜血管梅毒多见，其次为视神经萎缩及脑膜炎，脑脊液检查异常。

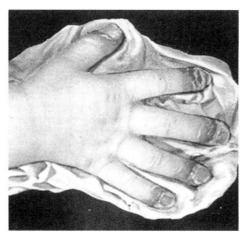

早期先天梅毒（甲沟炎及甲床炎）

4）暗视野显微镜检查：皮肤、黏膜损害及鼻腔分泌物中可查到梅毒螺旋体。

5）梅毒血清学试验：梅毒血清学试验阳性，尤其 19S-IgM-FTA-ABS 试验阳性是诊断早期先天梅毒的有力证据。

（2）晚期先天梅毒的临床表现：先天梅毒患儿 2 岁以后发病者称晚期先天梅毒，其生母必为梅毒患者。损害性质与后天梅毒的三期损害相似。

1）活动性损害：如实质性角膜炎为晚期先天梅毒最常见损害，约占 90%，如未及时治疗，可导致失明。另有神经性耳聋（第八对脑神经受侵），膝关节积液，胫骨骨膜炎，骨髓炎，骨树胶样肿；鼻部和上腭树胶样肿导致鼻中隔穿孔或马鞍鼻等；皮肤、黏膜树胶样肿；肝脾肿大等；也可发生神经梅毒，与后天晚期神经梅毒相似，但罕见。

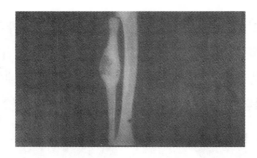

晚期先天梅毒（腓骨树胶肿）

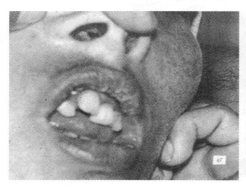

晚期先天梅毒（鼻中隔穿孔）

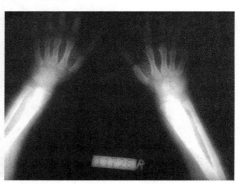

晚期先天梅毒（桡骨骨髓炎）

2）标志性损害：为早期病变遗留的痕迹，已无活动性，但具有特征性，如马鞍鼻，口周围皮肤放射状裂纹，前额圆凸，胸锁骨关节骨质增厚，胫骨中部骨膜肥厚形似佩刀胫，视网膜炎等。还可有牙齿的病变，如恒齿病变为胡顷森齿（现称哈钦森齿），1859 年由 Hutchinson 首先发现，该齿病变仅发生于恒齿。其特点有二：其一，上颌门齿游离缘较正常狭窄，其中央有半月形切迹；其二，门齿前后径较正常厚，形如桶状。胡顷森齿可单独发生，或与其他梅毒损害并发，如与实质性角膜炎及神经性耳聋并发，则称胡顷森氏三联征。

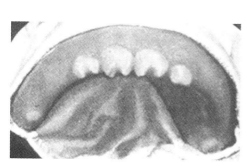

晚期先天梅毒（哈钦森齿）

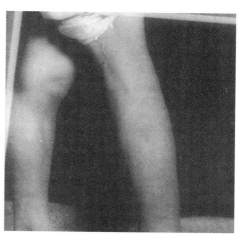

晚期先天梅毒（胫骨骨膜炎）

另有桑葚状齿，1884 年由 Moon 发现，该齿病变亦发生于恒齿。其特点为下颌第一臼齿较常为小，表面四个瓣尖较常为低而向中偏斜，形如桑葚，故名桑葚状臼齿（mulberry molar）。

3）梅毒血清学试验 68%～98%呈阳性。

（3）先天潜伏梅毒：除感染来源于母体外，其余同获得性潜伏梅毒。

年龄小于 2 岁者，为早期先天潜伏梅毒；年龄大于 2 岁者，为晚期先天潜伏梅毒。

（4）第三代梅毒：关于第三代梅毒，新中国成立前国内外文献有少数报道，新中国成立后国内尚未见报道。其条件如下：

1）患者之外祖母为后天梅毒。其外祖父是否患梅毒非重要条件。

2）患者之母亲为先天梅毒，并有确切之体征。其父非梅毒患者。

3）患者本人有确切先天梅毒之症状及体征，而无后天梅毒之证据。

第三代梅毒的治疗与第二代先天梅毒相似。

六、梅毒的实验室检查

（一）组织及体液梅毒螺旋体检查

1. 暗视野显微镜检查

（1）原理：暗视野显微镜检查是诊断梅毒螺旋体感染的一种快速、直接的方法，为诊断早期梅毒所必需。尤其对已出现硬下疳而梅毒血清反应呈阴性者意义更大。检查时光线从斜角进入物镜，照在微生物或颗粒上，使其在黑暗背景上呈发光像。

（2）标本采集：一期梅毒、二期梅毒及早期先天梅毒的皮肤或黏膜损害，先以生理盐水棉球清洁病损，干棉球轻擦，并挤压使之产生血清性渗出物。用载玻片接触渗出物，加一滴生理盐水于标本上，覆以盖玻片，立即镜检。或抽吸淋巴结液镜检，或自早期先天梅毒鼻腔分泌物取材镜检。

（3）检验标本：滴镜油于暗视野显微镜聚光器上，升高聚光器直至镜油和玻片底部接触良好，先用低倍镜（10×10）及高倍镜（10×40）检查，必要时再用油镜检查。

在暗背景上可见具有折光、活动之梅毒螺旋体，其螺旋整齐，有6~12个螺旋，轴长 6.0~15.0μm，横断面直径 0.09~0.18μm，运动规律，可围绕长轴旋转、如弹簧圈样伸缩前进或全身弯曲如蛇行。根据其典型形态、大小和运动方式加以鉴定。

（4）未检出螺旋体不能排除梅毒的诊断。阴性结果可能说明：①螺旋体数量不足（单次暗视野显微镜检查阳性率小于50%），应重复检查；②病人已接受抗生素或杀灭梅毒螺旋体的药物治疗；③损害接近自然消退；④损害不是梅毒。

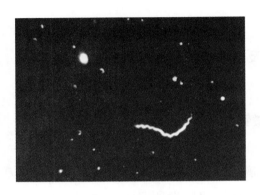

梅毒螺旋体（暗视野检查）

（5）梅毒螺旋体鉴别诊断：由于梅毒螺旋体具有如下三个特点：其一，特殊的运动方式，有规律，不急速乱动；其二，螺旋整齐，固定不变；其三，折光力强。故可与其他螺旋体鉴别。

1）小齿密螺旋体：常见于口腔的齿垢，直径较梅毒螺旋体窄，螺旋圈之间距离较短，其首尾两端运动较中部活跃，有时运动杂乱无章。而梅毒螺旋体中部较两端活动明显，运动有规律性。

2）大齿密螺旋体与黏膜螺旋体：此两种螺旋体亦在口腔内存在，齿缝中尤多。其形态颇似梅毒螺旋体，但体干稍宽，旋圈较小而少，其首尾两端运动较中部明显。

3）生殖器螺旋体：常见于阴蒂及包皮垢内，其形态及运动方式极似小齿密螺旋体，惟旋圈较大，互相接近。

4）软螺旋体：见于溃疡之分泌物中，其宽度较梅毒螺旋体大，但旋圈少，行动快，常变换其运动方式，极易鉴别。

2. 梅毒螺旋体镀银染色检查

取内脏器官组织或皮肤损害，进行组织固定，石蜡包埋，切片，用硝酸银染色。梅毒螺旋体具有亲银性，可被银溶液染成棕黑色，可在高倍镜下检查。

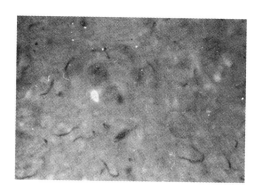

梅毒螺旋体（兔睾丸镀银染色）

（二）梅毒血清学试验

诊断梅毒常须依靠血清学检查，对潜伏梅毒血清学的诊断尤为重要。人体感染梅毒螺旋体后，可以产生特异性抗梅毒螺旋体 IgM 及 IgG 抗体，也可以产生抗类脂质抗原的非特异性反应素，因此用不同的抗原来检测体内是否存在抗梅毒螺旋体抗体或反应素用以诊断梅毒。

对梅毒血清试验的评价常用特异性及敏感性两个指标。

特异性：是指非梅毒患者血清试验的阴性率，阴性率愈高，则特异性愈高。

敏感性：是指梅毒患者血清试验的阳性率，阳性率愈高，则敏感性愈高。

对梅毒血清试验要求特异性及敏感性均高，如特异性高而敏感性低则假阴性率高，如特异性低而敏感性高则假阳性率高。

1. 非梅毒螺旋体抗原试验

该试验系检测血清中反应素。所用抗原为心拟脂、卵磷脂和胆固醇的乙醇溶液。目前常用的试验为快速血浆反应素环状卡片试验（rapid plasma regain circle card test，RPR 试验）及甲苯胺红不加热血清试验（toluidine red unheated serum test，TRUST 试验）又称甲苯胺红试验。

（1）RPR 试验

1）原理：人体感染梅毒螺旋体后，经过一段时间血清中会产生一定数量的抗类脂质抗原的非特异性反应素。这是由于梅毒螺旋体侵入人体后，在破坏组织的过程中释放出一种抗原性心磷脂，它能刺激机体产生类似抗体的反应素，这种抗体反应素与从牛心中提取的心磷脂在体外可发生抗原-抗体反应。

心磷脂是醇溶性脂类，用特殊方法使其与活性炭颗粒结合作为抗原，当与梅毒患者血清中的反应素相结合时，由于摇动、碰撞使颗粒与颗粒相互黏附聚集，形成肉眼可见的黑色颗粒即为阳性反应。

2）检测方法

①在每张印有 10 个圆圈的特制 RPR 卡片上编号，分别于每个圆圈中加入 50μl 待检血清，并扩大至整个圆圈。

②用每滴 50μl 专用滴管，在待检血清中加入 1 滴 RPR 抗原悬液。

③用手摇或振荡器（每分钟 100 次）旋转摇动 8 分钟，立即用肉眼观察结果。

④结果：阴性。圆圈中不出现黑色凝集颗粒。阳性。圆圈中可见黑色凝集颗粒或絮片。根据颗粒或絮片大小记录"++"、"+"、"±"。该试验仅报告"阳性"或"阴性"，任何程度的阳性反应都需做定量试验。

⑤定量试验：为观察疗效及排除"前带现象"均应做定量试验。阳性标本用生理盐水在 RPR 卡片上作原血清，1：2、1：4、1：8、1：16……稀释后，按上述定性试验检测。如定量试验标本 1：2、1：4、1：8 均阳性，1：16 为阴性，则报告结果为 1：8 阳性。

3）RPR 试验适应证

①早期梅毒的诊断。一期梅毒硬下疳出现 1~2 周后，RPR 试验阳性率 75%~85%，二期梅毒 RPR 阳性率 100%，但在二期梅毒时可能出现"前带现象"，检验时应注意。

②RPR 试验敏感性高，操作简便，出结果快，可用于普查、婚前检查、产前检查及其他健康检查等进行筛查。

③梅毒患者经抗生素正规治疗后，RPR 滴度逐渐下降，甚至转为阴性，故 RPR 定量试验可用于观察疗效、判定治愈、复发及再感染的监测。

（2）TRUST 试验

1）原理：同 RPR 试验，不同之处为 TRUST 试验是用甲苯胺红染料颗粒代替活性炭颗粒作为指示剂。

2）检测结果：阳性：呈红色凝集。阴性：甲苯胺红颗粒集中于中央或均匀分散。

非梅毒螺旋体抗原试验敏感性较高，尚可在某些传染病及胶原病时出现生物学假阳性反应（详见后述），因之对阳性反应需结合临床进行鉴别。

前带现象（prozone phenomenon）：RPR 试验有时出现弱阳性或阴性结果，而临床上又像二期梅毒，此时应将此血清稀释后做定量试验，如出现阳性结果，此现象称为前带现象。其原因是血清中抗心磷脂抗体量过多，或因封闭抗体，或有非特异性抑制物所致。1%~2%的二期梅毒患者可出现此现象而发生梅毒血清假阴性反应。

2. 梅毒螺旋体抗原试验

因抗原是梅毒螺旋体或其成分，检测血清中抗梅毒螺旋体抗体，其敏感性和特异性均较高，现常用荧光螺旋体抗体吸收试验（fluorescent treponema antibody-absorption test，FTA-ABS）及梅毒螺旋体血球凝集试验（treponema pallidum hemagglutination test，TPHA）。另一种为梅毒螺旋体明胶凝集试验（treponema pallidum particle agglutination test，TPPA）。

（1）FTA-ABS 试验

1）试验步骤

①将 Nichols 株梅毒螺旋体涂于载玻片上，用丙酮固定。

②滴加经吸收剂处理的待检血清，室温孵育 30 分钟，使之与梅毒螺旋体发生抗原抗体反应，PBS 冲洗（吸收剂由非致病性 Reiter 株螺旋体培养液制成，可以除去待检血清中的非特异性抗体）。

③载片的抗原抗体复合物上滴加荧光素标记的兔（或羊）抗人 IgG，在室温孵育 30 分钟，PBS 冲洗，甘油封片。

2）荧光显微镜观察：如涂膜上梅毒螺旋体呈亮绿色荧光，为阳性反应。无亮绿荧光着色，为阴性反应。

3）价值：经过国外多年广泛应用，证明其为梅毒血清检查最成功的方法，已被国际公认为检测梅毒特异性抗体的首选方法，被称为检测梅毒的"金标准"。

据美国 CDC 研究

①FTA-ABS 试验敏感性：一期梅毒 98%，二期梅毒 100%，潜伏梅

毒 100%，三期梅毒（包括各类晚期梅毒）96%。

②FTA-ABS 试验特异性：对各期梅毒特异性平均为 98%（95%~99%）。

（2）TPHA 试验　该试验用 Nichols 株螺旋体悬液为抗原，经甲醛处理的羊红细胞作抗原载体。

1）试剂盒　含有：①再化液（蒸馏水）；②吸收稀释液；③致敏血球（冻干）；④未致敏血球（冻干）；⑤阳性对照血清（冻干）；⑥每滴为 25μl 校正过的滴管；⑦其他材料：U 型微量血凝反应板（96 孔）。

2）定性试验步骤

①待检血清用吸收稀释液稀释成 1：20，2 孔，室温孵育 30 分钟。

②于此 2 个孔分别加 75μl 未致敏血球及致敏血球。

③振荡，室温孵育 2 小时，肉眼观察结果。

④结果：阳性：红细胞光滑地覆盖整个孔底或其周围有红细胞环，为血凝现象。

阴性：红细胞紧密地沉于孔底中央或无孔的纽扣状，为无血凝现象。

可疑反应：孔底中央形成小的圆孔洞。本试验应设阳性对照、阴性对照、试剂对照三组。

定量试验步骤

①所有阳性血清都应做定量试验以确定其终点滴度。

②按定性试验步骤，将阳性血清做倍比稀释，滴度从 1：80~1：5120。

③结果：以出现强阳性或弱阳性反应的最高稀释度出报告。

（3）TPPA 试验

原理：将梅毒螺旋体（Nichols 株）的精制菌体成分包被在人工载体粉红色的明胶颗粒上，该致敏颗粒与人血清或血浆中的梅毒螺旋体抗体进行反应，产生肉眼可见的凝集反应。

试验步骤：

材料：

1）U 型微量滴定板（96 孔）。

2）每滴为 25μl 校正过的滴管。

方法：

1）吸取血清稀释液 100μl 加入第 1 孔，再吸取血清稀释液 25μl 分别加入第 2、3、4 孔。

2）吸取待检血清 25μl 加入第 1 孔，混匀后吸取 25μl 到第 2 孔，重复稀释步骤至第 4 孔时，混匀后弃去 25μl 液体。

3）滴加致敏和未致敏颗粒：第 3 孔加 25μl 未致敏颗粒，第 4 孔加 25μl 致敏颗粒，将反应板置微量振荡器上振荡 30 秒钟，置湿盒内，15~25℃孵育 2 小时，观察结果。

结果：

强阳性：凝集颗粒形成边缘粗糙不规则形状或薄膜状覆盖板孔底。

阳性：凝集颗粒形成多边形或不规则环状沉积。

可疑：凝集颗粒沉积在板孔中央，呈边缘光滑的小环状。

阴性：凝集颗粒沉积在板孔中央，呈边缘光滑的纽扣状。

（4）梅毒螺旋体抗原试验适应证：特异性及敏感性均高，适用于一期梅毒（FTA-ABS 试验阳性率 86%~100%，TPHA 或 TPPA 试验阳性率 64%~87%）、二期梅毒（阳性率 99%~100%）、三期梅毒及晚期潜伏梅毒（阳性率 95%~99%）的诊断以及作为证实试验。特别是潜伏梅毒及一些非螺旋体抗原血清试验（如 RPR 试验）阴性而又怀疑为梅毒患者，该试验意义尤为重要。但由于该试验是检测抗梅毒螺旋体 IgG 型抗体，即使经足量抗梅治疗，血清反应仍长期保持阳性，不宜作为疗效观察、判定复发或再感染等。但在一期梅毒阶段接受正规治疗者，15%~25%患者在 2~3 年后可转为阴性。

梅毒血清学试验的敏感性及特异性

梅毒血清	敏感性（%）				特异性（%）
	一期	二期	潜伏	晚期	
FTA-ABS	98（93~100）	100	100	96	99
MHA-TP（TPHA）	82（69~90）	100	100	94	99
RPR	86（81~100）	100	80（53~100）	73（36~96）	98
VDRL	80（74~81）	100	71（71~100）	71（37~94）	98

3. 19S-IgM-FTA-ABS 试验

该试验检测抗梅毒螺旋体 IgM 型抗体。为避免血清受 7S（IgG）的抑制而出现假阴性结果，待检血清首先用 IgM/IgG 分离系统进行分离，分离后血清 IgM 含量为原标本 90% 以上，存留 IgG 为原标本的 3% 以下。采用间接免疫荧光法，其步骤与 FTA-ABS 试验大体相似，但应用荧光标记的 μ 链抗人 IgM 抗体滴加于载片的抗原抗体复合物上，用落射式荧光显微镜观察。

近年笔者用上述试验观察各期梅毒 64 例，并与 FTA-ABS 试验及 RPR 试验进行比较：一期梅毒病期仅 1 周已出现阳性，较 RPR 试验出现阳性反应早，治疗后血清阴转时间较 RPR 试验快。一期梅毒治疗后 3 个月，血清阴转率 100%（RPR 试验仅 50%）；二期梅毒治疗后 9 个月，血清阴转率 100%（RPR 试验仅 27.3%）；早期潜伏梅毒治疗后 2 年，血清阴转率 100%（RPR 试验仅 38.4%）。再感染 2 例，血清由阴性转为阳性。先天梅毒 1 例，静脉血清 19S-IgM-FTA-ABS 试验阳性。故该试验可作为梅毒早期诊断、判定治愈及再感染的监测，并可与来自母体的抗梅毒螺旋体 IgG 型抗体区别，因此有助于诊断先天梅毒。

4. 梅毒血清 IgM 型抗体价值及意义

（1）阳性结果：①表示梅毒处于活动期，尤其对早期先天梅毒的诊断有价值；②对于病情不清者，可区别再感染梅毒为阳性，潜伏梅毒为阴性；③阳性反应提示必须积极治疗。

（2）阴性结果：①可排除活动性梅毒；②排除假阳性血清学反应。

5. 梅毒合并 HIV 感染，其血清学变化

梅毒患者合并 HIV 感染时，梅毒血清学试验可出现异常反应（如异常高、假阴性、或呈波动性、或阳性反应推迟出现）。治疗后，非梅毒螺旋体抗原试验滴度下降缓慢，且不易阴转，常出现血清固定性反应。如临床考虑梅毒而 RPR 试验阴性，可采用 TPHA 、TPPA 或 FTA-ABS 试验帮助证实，或用暗视野显微镜检查梅毒螺旋体，或用组织病理检查帮助诊断。

6. 先天梅毒的血清学检测

对于先天梅毒，不能用脐带血做梅毒血清试验，因母亲血液中的反应素及梅毒螺旋体 IgG 型抗体可经胎盘及脐静脉传递给胎儿而出现假阳性反应；也不能用患儿血清做梅毒螺旋体抗原试验（如 TPHA、TPPA、FTA-ABS）。据研究，胎儿在宫内感染梅毒螺旋体后，胚胎晚期（6~9 个月）即能合成 IgM 型抗体，而 IgG 型抗体在婴儿出生后第三个月才开始形成。IgM 沉降系数为 19S，分子量为 90kD，是免疫球蛋白中

分子量最大者，其分子量 5 倍于 IgG 的分子量，因此 IgM 抗体不能通过胎盘，而 IgG 抗体能通过胎盘。由母亲传递给胎儿的梅毒螺旋体 IgG 型抗体，可在患儿体内存留 15 个月左右。而由母亲传递给胎儿的反应素，如未感染梅毒，一般在婴儿出生后 3~6 个月，RPR 试验滴度逐渐下降并转为阴性。在出生时如患儿血清 RPR 滴度高于母亲 4 倍以上，应考虑感染了梅毒。患儿血清中检测出 19S-IgM 型抗梅毒螺旋体抗体是诊断先天梅毒的有力证据。

7. 梅毒血清的异常反应

（1）梅毒血清假阳性反应：患者不是梅毒，而梅毒血清反应呈阳性。

（2）梅毒血清假阳性反应分类

1）技术性假阳性反应：由于标本的保存（如细菌污染或溶血）、转送或实验室操作技术失误，或实验室温度过高等因素所造成。

2）生物学假阳性反应：非技术性错误，而由于患者有其他疾病或生理状况发生变化，其梅毒血清反应出现阳性。其分类包括：

①急性生物学假阳性反应：多见于病毒性感染及其他感染性疾病，如病毒性肝炎、传染性单核细胞增多症、结核病、麻风、雅司病、品他病、结缔组织病等。其非梅毒螺旋体抗原试验如 RPR 试验可出现阳性，但滴度低，疾病消退后数周至 6 个月可转为阴性。而梅毒螺旋体抗原试验阴性。

②慢性生物学假阳性反应：可见于系统性红斑狼疮、桥本甲状腺炎、传染性单核细胞增多症、瘤型麻风、疟疾、莱姆病等。RPR 试验阳性，可持续数月或数年。少数患者 TPHA 或 TPPA 也可出现假阳性反应，但多呈弱阳性反应。

（3）梅毒血清出现可疑反应：梅毒血清出现可疑反应，既不能肯定梅毒之诊断，也不能否定其诊断，应予重复检查。但也有如下情况可出现可疑反应，如感染梅毒之潜伏期、晚期梅毒及曾接受抗梅治疗的梅毒患者，其可疑反应常出现在非梅毒螺旋体抗原试验，如 RPR 试验。

（4）梅毒血清出现阴性反应：梅毒血清出现阴性反应时应结合患者病史及体格检查，如怀疑梅毒应于 1 周后复查。如无梅毒可疑证据可排除梅毒，但在感染梅毒之潜伏期、晚期梅毒及接受正规抗梅治疗的梅毒患者在观察期可出现阴性反应。其阴性反应可出现在非梅毒螺旋体抗原试验，如 RPR 试验。

（三）脑脊液检查

脑脊液检查对神经梅毒，尤其是无症状性神经梅毒的诊断、治疗及预后判断均有重要意义。

1. 白细胞计数

正常脑脊液中白细胞 $\leqslant 5 \times 10^6/L$，如白细胞数 $\geqslant 10 \times 10^6/L$，表示有炎症。

2. 蛋白测定

正常脑脊液中主要为白蛋白，少数为球蛋白，如总蛋白量增加或两种蛋白比例发生改变均为异常现象。正常情况下，脑脊液中总蛋白量 $\leqslant 40mg/dl$，如总蛋白量 $\geqslant 50mg/dl$ 示有异常。

3. 非梅毒螺旋体抗原试验

国外用性病研究试验室玻片试验（简称 VDRL），该试验敏感性不高，但特异性高，如出现阳性结果对神经梅毒有诊断价值。由于我国缺乏 VDRL 抗原，目前我国常用 RPR 试验代替。

4. 梅毒螺旋体抗原试验

FTA-ABS 试验或 TPHA、或 TPPA 试验敏感性很高。因血液中梅毒螺旋体 IgG 型抗体分子较小，可通过完整的未受损的血–脑屏障进入脑脊液，因此，不一定说明中枢神经系统已受梅毒螺旋体感染。但 FTA-ABS 试验如出现阴性，则一般可排除神经梅毒。

5. 脑脊液检查指征

梅毒的任何阶段都有可能发生中枢神经系统病变，其检查指征如下。

（1）早期梅毒患者出现神经系统受累迹象，如肢体运动或感觉障碍、眼部病变、听觉障碍、脑神经麻痹或有脑膜炎的症状及体征等。

（2）早期或晚期梅毒合并 HIV 感染者。

（3）出现血清固定性反应者。

（4）治疗失败的患者。

（5）非青霉素治疗的患者。

（6）梅毒病期>1 年、非梅毒螺旋体抗原试验滴度>1∶32 者。

（四）梅毒的组织病理学检查

梅毒的基本病理变化：血管特别是小动脉内皮细胞肿胀与增生。血管周围有大量淋巴细胞和浆细胞浸润。二期梅毒晚期和三期梅毒常见上皮样细胞和多核巨细胞等组成的肉芽肿性浸润。

1. 一期梅毒

典型硬下疳：损害边缘表皮棘层肥厚，近中央表皮逐渐变薄，出现水肿及炎症细胞浸润。病损中央可出现表皮缺损。真皮血管特别是小动脉内皮细胞肿胀与增生，形成闭塞性动脉内膜炎，周围有多量浆细胞与淋巴细胞浸润。

镀银染色：在真皮血管周围和表皮中可见被银溶液染成棕黑色的梅毒螺旋体。

2. 二期梅毒

真皮血管扩张，管壁增厚，内皮细胞肿胀，血管周围炎性细胞浸润，以浆细胞为主，病程越久，浆细胞越多。由于血管内皮细胞显著肿胀，与周围的炎性细胞浸润相配合形成袖口状。

镀银染色：约1/3病例可见梅毒螺旋体。

3. 三期梅毒

真皮由上皮样细胞、淋巴细胞及浆细胞等构成的肉芽肿性浸润，其中含血管较多，并常有多核巨细胞存在。

①结节型：浸润限于真皮，肉芽肿较小，干酪样坏死不广泛或

缺如。

②树胶样肿型：浸润侵及真皮和皮下组织，有大量浆细胞、淋巴细胞、上皮样细胞和多核巨细胞，病损中央有大块凝固性坏死。病变处弹性纤维被破坏，炎症越重破坏亦越重。

4. 内脏梅毒

病理变化为树胶样肿性及弥漫性间质性炎症。

5. 先天梅毒

无一期梅毒硬下疳的局部病变，其余皮肤病变与获得性各期梅毒相同。其不同者为早期先天梅毒可有水疱、大疱病变。

疱疹顶部为 1~2 层疏松幼稚表皮细胞。疱液内含多少不等单核及中性粒细胞及脱落表皮细胞。真皮呈弥漫性急性炎症浸润，浸润细胞为中性粒细胞及淋巴细胞，无浆细胞。

镀银染色：在疏松的组织间隙中及疱液内可发现大量梅毒螺旋体。

七、梅毒的诊断与鉴别诊断

（一）诊断

梅毒的诊断必须根据病史、临床症状、体格检查及实验室检查等进行综合分析，慎重作出诊断。

1. 病史

应询问感染史、婚姻史、妊娠史、生育史等。对先天梅毒患者应了解其生母梅毒病史。

2. 体检

应做全面体格检查，注意全身皮肤、黏膜、骨骼、口腔、外阴、肛门及浅表淋巴结等部位，必要时进行心脏血管系统、神经系统及其他系统检查和妇科检查等。

3. 实验室检查

硬下疳、梅毒疹及扁平湿疣等，有条件可做暗视野显微镜检查。梅毒血清学试验应作为诊断梅毒的常规检查，如临床怀疑梅毒而血清学试验阴性，应于2~3周后重复检查。必要时可做组织病理检查及脑脊液检查。

　　怀疑神经梅毒，上述检查尚不能确诊者，有条件地区可做脑部影像学检查，如计算机 X 线断层扫描（CT）或磁共振显像（MRI）。

（二）鉴别诊断

1. 一期梅毒

　　应与软下疳、生殖器疱疹等鉴别：

　　（1）软下疳：由杜克雷嗜血杆菌（Haemophilus ducreyi）感染，该菌为革兰阴性，短杆状，两端钝圆，常互相连接，平行排列成链状或鱼群状。通过性接触传染，潜伏期一般 2～5 天。男性多见于包皮系带、冠状沟、阴茎体、龟头；女性多见于大小阴唇、前庭、阴蒂、宫颈和肛周。初为炎性小丘疹，周围有红晕，1～2 天后变为脓疱，脓疱破溃形成溃疡，呈圆形或卵圆形，边界不规则，潜行穿凿，溃疡直径 0.2～2.0cm，常为 2～5 个溃疡，可呈卫星状分布，溃疡基底较软，有触痛及自觉痛。数天至 3 周左右，50%～60% 患者腹股沟淋巴结增大，单侧或双侧，有压痛及波动感，可破溃流出脓液，形成溃疡和窦道。

　　损害分泌物中查不到梅毒螺旋体，梅毒血清学检查阴性。

　　（2）生殖器疱疹：病原体为单纯疱疹病毒（herpes simplex virus），分两型，即疱疹病毒 1 型（简称 HSV-1）、疱疹病毒 2 型（简称 HSV-2）。引起生殖器疱疹主要为 HSV-2，少数为 HSV-1，通过性接触传染。潜伏期 6 天左右，受感染后患处出现多个群集、针头大小红丘疹，很快变成水疱，疱壁破裂形成糜烂或浅溃疡，分泌物干后结痂。伴灼热、疼痛或痒感。近卫淋巴结可肿痛。

　　女性好发于大小阴唇、阴蒂、会阴、宫颈、肛周等。男性好发于龟头、冠状沟、包皮、阴囊，肛门直肠受累可有里急后重、便秘、肛门直肠疼痛及黏液脓性分泌物等。妊娠妇女受感染，可导致流产、早产、宫内死胎；经产道或羊膜早破感染，新生儿可发生播散性 HSV 感染，导致中枢神经系统及内脏损害，病死率甚高。

HSV 具嗜神经性，病毒在损害处繁殖后可沿神经轴索进入神经节，潜伏在骶神经根区，当机体免疫功能降低（如感冒、发热、过度疲劳、性生活频繁、酗酒等因素），病毒可被激活，沿受累神经移行至皮肤黏膜，引起疾病复发，每年可复发数次。

梅毒血清学检查阴性。

2. 二期梅毒

应与银屑病、玫瑰糠疹、多形红斑、脂溢性皮炎、扁平苔藓、药疹等鉴别；扁平湿疣应与尖锐湿疣等鉴别。

（1）银屑病：由遗传、感染、代谢障碍、免疫、内分泌、外伤等因素导致发病。皮损好发头皮、四肢伸侧及腰骶部，表现为红斑基础上覆多层干燥的银白色鳞屑，刮除表面鳞屑露出淡红发亮的半透明薄膜，再刮除薄膜出现小出血点，即点状出血。银白色鳞屑、薄膜现象及点状出血是银屑病的三个基本特征，皮损常为冬重夏轻。而二期梅毒皮损无此特征。

银屑病的掌跖部皮损常为角化性斑片，有时覆少许鳞屑或出现皲裂。该皮损与二期梅毒的掌跖损害完全不同。

（2）玫瑰糠疹：初起时常于躯干或四肢出现一个 3～5cm 淡红斑或黄褐色斑片，呈椭圆或圆形，边缘微高起，被覆糠秕样鳞屑，称母斑。1～2 周后，在躯干或四肢近心端相继出现相似母斑之皮损，但较母斑小，皮损长轴常与肋骨及皮纹方向平行排列，可有轻痒或无不适。掌跖一般很少有皮损。少有黏膜损害，无淋巴结增大。

（3）多形红斑：为多形性皮损，可有斑疹、丘疹、水疱或大疱等。

常伴水肿，典型病变呈虹膜样损害。皮损好发手背、足背、掌跖、前臂、小腿伸侧等部位。常对称分布。部分病例可侵犯黏膜，如口唇、颊黏膜出现水疱、糜烂，上覆血痂或形成灰白色假膜，严重者形成浅表溃疡。眼部有结膜炎和假膜。皮损局部有瘙痒、烧灼或肿痛感。

（4）脂溢性皮炎：皮损好发皮脂溢出部位，可在头皮、面部、耳后、胸部、脐窝等部位出现圆形、椭圆形或不规则形黄红色或淡红色斑片，表面覆油腻性鳞屑或痂皮，境界一般清楚，有轻重不等瘙痒。与二期梅毒皮损有异。

（5）扁平苔藓：皮损为米粒至绿豆大小多角形扁平丘疹，暗红色或红褐色，有蜡样光泽，边缘清楚，表面可有灰白色小点或呈网纹状。丘疹可散在或密集或融合成斑块，轻度瘙痒，沿搔抓处可出现条状相似损害，即同形反应。皮损好发手腕、前臂等部位。口腔颊黏膜可有针头大小聚集或分散或融合成网状灰白色斑片。

甲板可出现纵嵴，甲板变薄、分裂，甚至甲板脱落、甲床萎缩等。

（6）药疹：有服药或注射药物史，皮损似猩红热样或麻疹样损害，常有瘙痒。

（7）尖锐湿疣：由人乳头状瘤病毒感染引起，主要通过性接触传播。皮损好发皮肤与黏膜交界处，如男性及女性的生殖器部位、会阴或肛门周围，为粉红色，灰褐色丘疹，可融合成乳头状、菜花状或鸡冠状的赘生物，基底有蒂。用5%醋酸溶液外搽或湿敷患处，3~5分钟后病灶局部变白，且境界清楚可帮助诊断。梅毒血清学反应阴性。

3. 三期皮肤梅毒应与慢性小腿溃疡、皮肤结核等鉴别

八、梅毒的治疗

（一）治疗目的

1. 早期梅毒（包括一期梅毒、二期梅毒）

（1）消除症状和体征，解除患者痛苦。

（2）消除传染性，预防性传播。

（3）争取达到治愈及血清阴转。防止发生二期复发及晚期梅毒。

2. 晚期梅毒

（1）维持患者健康，保存受损器官之功能。

（2）避免发生恶性晚期梅毒，如心脏血管系统梅毒及神经梅毒。

3. 早期潜伏梅毒

（1）消除传染性。

（2）防止发生复发及晚期梅毒。

4. 晚期潜伏梅毒

（1）维持患者健康。

（2）防止发生晚期良性及晚期恶性梅毒。

5. 妊娠期梅毒

（1）阻断母婴传播，预防发生先天梅毒。

（2）防止进入晚期梅毒。

6. 早期先天梅毒

（1）消除症状和体征，力争血清阴转。

（2）消除传染性。

（3）防止进入晚期先天梅毒。

7. 晚期先天梅毒

（1）维持患者健康，促进损害愈合。

（2）防止发生其他晚期先天梅毒损害。

（二）梅毒治疗原则

1. 梅毒诊断必须明确，治疗越早效果越好。

2. 治疗药物剂量必须足够，疗程必须规则。个别患者怀疑自己患了梅毒，自行购买抗生素治疗，这是错误的，因为治疗梅毒必须按规定的充足剂量及疗程，如药物剂量不足或未完成疗程，不仅对患者无益,反而可以导致发生晚期梅毒损害的概率。

3. 治疗后要定期追踪观察,以便及早发现"复发"、"再感染"或有其他梅毒病变发生。

(三) 继往治疗梅毒方案

1. 新中国成立前

治疗梅毒主要用碘剂、汞剂、胂剂(914)及铋剂等,虽有一定疗效但副作用大。

2. 20世纪50年代

由于全国向前苏联学习,由前苏联专家叶果洛夫提出治疗梅毒方案采用"苏联混合间隙疗法",即先口服10%碘化钾液,每次10ml,每日3次,连续2~3周。继而肌内注射铋剂(次水杨酸铋)每次2ml,每周1次,连续4周。此称为准备疗法。然后用油剂青霉素每次60万U,每日1次,肌注连续10日,之后再用胂剂(914)静脉注射,每周注射1次,连续4~6周(胂剂注射为正式治疗)。再用50%汞软膏外搽于双大腿内侧,每日1次,连续4周。完成以上5种药物称为一个疗程。休息1个月后开始第二疗程,如此连续三个疗程后治疗才算结束。该疗法对每位患者经济负担大,治疗时间长,胂剂静脉注射后副作用大,甚至出现"剥脱性皮炎"的过敏反应。因此,不少患者未能完成全部疗程而中断治疗。

3. 单纯青霉素疗法

1956年由中央卫生部主持召开的"全国性病防治工作会议"在北

京召开。中央皮肤性病研究所所长胡传揆教授（实验梅毒专家）及北京协和医院皮肤科主任同时兼任中央皮研所业务副所长李洪迥教授（梅毒病学专家）共同提出，由于前苏联混合间歇疗法的弊端，建议采用单纯青霉素疗法治疗梅毒，受到与会专家、教授的赞同，经中央卫生部批准，逐渐由单纯青霉素治疗梅毒代替"苏联方案"。之后由马海德博士（皮研所顾问，1980年以后为卫生部顾问）、陈锡唐教授等带性病调查队到新疆、内蒙古、海南岛、云南弥勒县等地实施单纯青霉素疗法，经过2~5年复查，疗效甚佳。

4. 油剂青霉素疗法

1957~1964年治疗梅毒方案：由于水剂青霉素有效血浓度仅能维持3~4小时，故提出采用油剂青霉素治疗梅毒（基质为花生油），其有效血浓度可维持24小时。每瓶2ml，含60万单位。

（1）早期梅毒（包括一期梅毒、二期梅毒及早期潜伏梅毒）：油剂青霉素每次60万U，肌注，一日1次，连续10日，共600万U。

（2）晚期梅毒（包括晚期良性梅毒及晚期潜伏梅毒）：油剂青霉素每次60万U，肌注，一日1次，连续15日，共900万U。

（3）妊娠期梅毒：油剂青霉素每次60万U，肌注，一日1次，连续15日，共900万U。

（4）心脏血管系统及神经梅毒：先口服10%碘化钾液，每次10ml，每日3次，连服2周。继用次水杨酸铋每次2ml，肌注，每周1次，连续注射4周。以上称为准备疗法，完成以上准备疗法后再用油剂青霉素每次60万U，肌注，一日1次，连续20日，共1200万U。

（5）先天梅毒：采用水剂结晶青霉素静脉点滴。

以上方案在临床应用观察中其疗效优于"苏联方案"，副作用亦较前者少，故此后停止"苏联方案"，并在以后大规模性病防治工作中进一步证明此方案的优越性。

5. 20 世纪 50 年代末至 60 年代初

1958 年，为了贯彻农业发展纲要"限期消灭性病，控制麻风病"的目标，中央卫生部指示北京皮研所（1958 年中国医学科学院成立，中央皮肤性病研究所原直属卫生部改为隶属该院，更名为中国医学科学院北京皮肤性病研究所）抽调全所 50% 以上技术力量（包括医生、护士、检验人员等）分赴全国性病（主要为梅毒）发病率高的八个省（区）进行消灭性病、控制麻风病的防治研究工作。通过普查及线索调查发现的梅毒患者，大部分采用油剂青霉素治疗。部分少数民族边远地区，由于交通不便，采取口服三仙丹或轻粉散治疗，同时进行移风易俗的宣传教育。经过三年余，于 1962 年中期在全国（除新疆地区外）基本消灭了性病（梅毒），从而进一步证明了青霉素治疗梅毒的疗效。此后，未再发现新发的梅毒病例。

（四）改革开放后治疗情况

改革开放后，各种性传播疾病（包括梅毒）死灰复燃。当时我国尚无统一的诊断标准及治疗方案。虽然世界卫生组织（WHO）于 1981 年已由性病专家委员会提出的"梅毒治疗方案"及 1985 年美国疾病控制中心（CDC）制定的"关于性传播疾病治疗指南"等有关资料对梅毒治疗提出了新的方案。这些方案是否适合我国情况，20 世纪 90 年代初期中央卫生部组织有关人员参照国外有关资料，结合我国具体情况，制定了国家标准"梅毒诊断标准及处理原则"，通过编写教材、举办各种类型学习班以及在各种大小学术会议上介绍该"标准"，以期各级医师对梅毒有统一认识及处理，达到消除传染源、维护广大人民健康的目的。该"标准"于 1996 年由国家技术监督局及卫生部联合发布。

治疗药物：主要为青霉素。1943 年，Mahoney、Arnold 与 Harris 等人发现青霉素有杀灭梅毒螺旋体的作用。据研究：一期梅毒用青霉素治疗，16 小时后损害内便查不到梅毒螺旋体，其损害也迅速愈合，梅毒血清反应可逐渐转为阴性。另对妊娠梅毒、先天梅毒及晚期梅毒疗效亦佳。目前世界各国治疗梅毒仍以青霉素为首选药物，尚未发现耐青霉素的梅毒螺旋体株。

目前治疗梅毒主要为苄星青霉素及普鲁卡因青霉素。

1. 苄星青霉素

为青霉素的二苄基乙二胺盐，又称长效青霉素。其抗菌活性成分为青霉素，可抑制梅毒螺旋体细胞壁的合成，致使细胞膜突出，细胞经渗透溶解而破坏，因此可杀灭梅毒螺旋体。半个多世纪以来，梅毒螺旋体对青霉素的敏感性仍甚高。

由于苍白螺旋体繁殖周期为 30 ~ 33 小时，青霉素在血清浓度 0.03U/ml 可以杀灭螺旋体，但必须保持 7 ~ 10 天。苄星青霉素在体内吸收慢，排泄也慢。成人肌注苄星青霉素 240 万 U，每周 1 次，第一次注射后，血清浓度为 0.04 ~ 0.48U/ml，持续 7 天；第二次注射后，血清浓度为 0.06 ~ 0.48U/ml，持续 7 天；第三次注射后，血清浓度为 0.17 ~ 0.52U/ml，持续 7 天；故苄星青霉素是治疗梅毒最理想的药物（苄星青霉素应新鲜配制）。

国外报道：

（1）苄星青霉素治疗一期梅毒 88 例，一年内血清 100% 阴转。

另一报道：治疗一期梅毒（例数不详），一年内血清 97% 阴转。

（2）苄星青霉素治疗二期梅毒 101 例，两年内血清 100% 阴转。

另一报道：治疗二期梅毒（例数不详），2 年内血清 77% 阴转。

（3）苄星青霉素治疗早期潜伏梅毒 368 例：6 个月血清阴转 45%，

1 年血清阴转 68%，1.5 年血清阴转 82%，2 年血清阴转 95%，2.5 年血清阴转 98.4%，4 年血清阴转 100%，即 4 年内全部患者血清阴转。

2. 普鲁卡因青霉素

为青霉素混悬液，每瓶 80 万 U，有效血浓度可维持 24 小时。

（五）目前治疗方案

1. 早期梅毒（包括一期梅毒、二期梅毒及早期潜伏梅毒）

（1）青霉素疗法

1）苄星青霉素 G（长效西林）240 万 U，分两侧臀部肌注，1 次/周，共 2~3 次。

2）普鲁卡因青霉素 G 80 万 U/d，肌注，连续 10~15 天，总量 800~1200 万 U。

（2）对青霉素过敏者可选用下列方案之一，但疗效不如青霉素。

1）盐酸四环素 500mg，4 次/日，连服 15~30 天。

2）多西环素 100mg，2 次/日，连服 15 天。

2. 晚期梅毒（包括三期皮肤、黏膜、骨骼梅毒，晚期潜伏梅毒）及二期复发梅毒

病情不详的潜伏梅毒应按晚期潜伏梅毒治疗。

（1）青霉素疗法

1）苄星青霉素 G 240 万 U，1 次/周，肌注，共 3 次。

2）普鲁卡因青霉素 G 80 万 U/d，肌注，连续 20 天。

根据病情，必要时对上述方案进行第二疗程。

（2）对青霉素过敏者，选用下列方案之一：

1）盐酸四环素 500mg，4 次／日，连服 30 天。

2）多西环素 100mg，2 次／日，连服 30 天。

3. 心血管梅毒

应住院治疗，如有心衰，待心功能代偿后开始治疗。为避免吉海反应（Jarisch-Herxheimer reaction），从小剂量开始注射青霉素，如水剂青霉素 G，首日 10 万 U，1 次／日；次日 10 万 U，2 次／日；第 3 日 20 万 U，2 次／日，肌注。自第 4 日起按如下方案治疗（不用苄星青霉素），并在青霉素注射前一天口服泼尼松每次 10mg，2 次／日，连服 3 天（泼尼松可减轻吉海反应的严重程度）。

（1）普鲁卡因青霉素 G 80 万 U／d，肌注，连续 15 天为 1 个疗程，共 2 个疗程，疗程间休药 2 周。

（2）青霉素过敏者可选用下列方案之一：

1）盐酸四环素 500mg，4 次／日，连服 30 天。

2）多西环素 100mg，2 次／日，连服 30 天。

4. 神经梅毒

应住院治疗，为避免治疗中产生吉海反应，在注射青霉素前一天口服泼尼松，每次 10mg，2 次／日，连服 3 天。并按心血管梅毒治疗方案从小剂量开始注射青霉素。

（1）水剂青霉素 G，每天 1800 万～2400 万 U，静脉点滴（每 4 小时 300 万～400 万 U），连续 10～14 天。或

（2）普鲁卡因青霉素 G，每天 240 万 U，肌注。同时口服丙磺舒每

次 0.5g，每天 4 次，共 10~14 天。

由于此疗程短于晚期梅毒的治疗，故在上述疗程完成后加用苄星青霉素 G 240 万 U，1 次/周，肌注，共 3 周。

（3）青霉素过敏者

1）盐酸四环素 500mg，4 次/日，连服 30 天。或

2）多西环素，100mg，2 次/日，连服 30 天。

多西环素优于四环素，对脑脊液穿透性较好。

5. 妊娠期梅毒

（1）普鲁卡因青霉素 G 80 万 U/d，肌注，早期梅毒连续 10~15 天，二期复发及晚期梅毒连续 20 天。

妊娠初 3 个月内和妊娠末 3 个月各注射 1 疗程。妊娠早期治疗是为了使胎儿免受感染，妊娠晚期再治疗 1 疗程是为了使已受感染的胎儿在分娩前接受治疗，同时也治疗孕妇。

（2）青霉素过敏者：红霉素 500mg，4 次/日，口服。早期梅毒连续 15 天，二期复发及晚期梅毒连续口服 30 天。妊娠初 3 个月内与妊娠末 3 个月各服用 1 疗程。红霉素能否通过胎盘进入胎儿体内尚无证据，故所生婴儿应用青霉素补治（禁用四环素及多西环素）。

（3）妊娠期梅毒如在治疗中遗漏一次注射治疗，应重新开始接受全部疗程的治疗。

（4）如在妊娠中期或晚期发现患梅毒，应立即进行正规治疗，争取分娩前完成 2 个疗程。

（5）妊娠梅毒治疗的重要性据国外有关报道：

1）未经治疗的一期梅毒或二期梅毒孕妇所生婴儿几乎全部被感染，其中 50% 为死产或出生后不久死亡，另 50% 为先天梅毒儿。

2）未经治疗的早期潜伏梅毒孕妇，20% 早产，20% 死产，40% 为

先天梅毒儿，仅 20%可能为正常儿。

3）未经治疗的晚期梅毒孕妇：20%为死胎或早产，10%为先天梅毒儿，70%可能为正常儿。

由此可见，对妊娠梅毒的早期诊断和及时正规治疗至关重要。

（6）妊娠梅毒应及早正规治疗：据有关资料统计，早期梅毒孕妇治疗情况及结果如下：

①未治疗，胎儿死产率占 66.2%。

②不足剂量治疗，胎儿死产率占 6%。

③孕 5 个月前治疗，正常儿占 91.2%，先天梅毒儿占 8.7%。

④孕 5 个月后治疗，正常儿占 77.7%，先天梅毒儿占 22.2%。

⑤孕前治疗（但未进行血清学随访），孕后未治疗，正常儿占 61.6%，先天梅毒儿占 11.5%。

⑥孕前未治疗，孕后治疗，正常儿占 74.3%，先天梅毒儿占 2.7%。

以上说明无论孕前是否治疗，孕后 RPR 未阴转者应再充足治疗，且治疗愈早，效果愈好。

6. 先天梅毒（胎传梅毒）

（1）早期先天梅毒（2 岁以内）

1）脑脊液异常者

①水剂青霉素 G，每日 10 万~15 万 U/kg 体重，静脉滴注；出生 7 日内的新生儿，每次 5 万 U/kg 体重，12 小时 1 次；出生 7 日后的新生儿，每 8 小时 1 次，共 10~14 日。

②普鲁卡因青霉素 G，每日 5 万 U/kg 体重，肌注，共 10~14 日。

2）未查脑脊液者：可按脑脊液异常者治疗。

3）脑脊液正常者：苄星青霉素 G 5 万 U/kg 体重，1 次肌注。

（2）晚期先天梅毒（2 岁以上）

1）水剂青霉素 G 每日 20 万~30 万 U/kg 体重，静脉滴注或肌注，每次 5 万 U/kg 体重，每 4~6 小时 1 次，共 10~14 日。或

2）普鲁卡因青霉素 G，每日 5 万 U/kg 体重，肌注，连续 10~14 日为 1 疗程，总量不超过成人剂量。

青霉素过敏者可用红霉素，每日 7.5~12.5mg/kg 体重，分 4 次服，连服 30 日。8 岁以下儿童禁用四环素和多西环素。

（3）母亲有下列情况之一，所生的婴儿应作为疑似先天梅毒予以治疗。

1）妊娠期直至分娩前所患梅毒未经治疗。

2）分娩前 1 个月才开始治疗梅毒。

3）妊娠期用红霉素或其他非青霉素方案治疗。

4）妊娠期已用青霉素方案治疗早期梅毒，但 RPR 滴度未下降 4 倍或反而升高。

5）妊娠前已进行梅毒治疗，但未做血清学随访检查。

（4）母亲确诊梅毒，并经正规治疗，婴儿下列检查均正常者，可予苄星青霉素 5 万 U/kg 体重，一次肌注。

1）脑脊液检查正常。

2）无先天梅毒的临床症状和体征（包括皮肤、黏膜、肝脾肿大、鼻炎、假性肢体麻痹等）。

3）婴儿血清 RPR 滴度与母亲 RPR 滴度相似或低于母亲滴度。

4）长骨 X 线拍片无异常。

5）鼻腔分泌物暗视野显微镜检查未发现梅毒螺旋体。

6）肝功能及血常规（包括血小板）检查正常。

早期先天梅毒治疗，除推荐青霉素外不推荐其他抗生素。

（六）梅毒治疗失败的界定

1. 梅毒经过正规治疗后仍有下列情况之一者称为治疗失败

（1）患者仍有提示梅毒的临床症状或体征。

（2）早期梅毒患者的损害中仍可查出梅毒螺旋体。

（3）RPR 试验滴度较治疗前升高 4 倍，如由 1∶2→1∶8 或以上。

（4）一期梅毒治疗后 1 年、二期梅毒治疗后 2 年，RPR 滴度未下降 4 倍，或反升高。

（5）神经梅毒患者治疗后 6 个月脑脊液细胞数未下降，或治疗后 2 年脑脊液仍未完全恢复正常。

2. 治疗失败的可能原因包括免疫系统受损，如合并 HIV/AIDS 等

3. 采取措施

（1）检测 HIV 抗体。

（2）脑脊液检查。

（3）周围血查 CD4 及 CD4/CD8 比值。

（4）应复治 1 疗程。

（5）给予免疫调节剂。

九、梅毒的治疗反应

在抗梅毒治疗中可出现吉海反应、青霉素过敏反应及治疗矛盾。

（一）吉海反应（Jarisch-Herxheimer reaction）

该反应是以 Jarisch 和 Herxheimer 两人姓名命名的一种梅毒治疗反应。

Jarisch（1850—1902）是奥地利皮肤病学者，Herxheimer（1861—1944）是德国皮肤病学者。两人先后发现用强效肿剂治疗梅毒时，部分病人突发高热和皮疹加重。随后问世的青霉素治疗梅毒和回归热也能引起同样反应，人们都沿称为吉海反应。

1. 吉海反应的临床表现

梅毒患者在初次注射青霉素或其他高效抗梅毒药后 4 小时内，部分患者出现程度不同的发热、寒战、头痛、乏力等流感样症状，并伴有梅毒症状和体征的加剧，这种现象被称为吉海反应。该反应约在 8 小时达高峰，24 小时内发热等症状可不治而退，加重的皮损也可好转。当再次注射这种抗梅药物时，症状不会再现。一期梅毒约 50%、二期梅毒约 75% 以及早期先天梅毒均可出现此种反应。晚期梅毒吉海反应少见，但一旦出现可引起严重的继发性反应，如心血管梅毒可出现冠状动脉阻塞；神经梅毒可出现癫痫发作及假性脑膜炎，有视神经炎患者视力可急剧减退。妊娠梅毒可致早产和胎儿宫内窘迫，甚至出现流产。

2. 吉海反应的发生机制

目前尚无确切解释，一般有两种看法。

（1）内毒素学说：由于此反应的临床表现与内毒素血症者相似，故有人认为注射高效抗梅毒药后，大量梅毒螺旋体被消灭，释放出大量脂蛋白及内毒素，经吸收后所致。

（2）免疫学说：梅毒螺旋体被破坏后释放出抗原与相应抗体形成免疫复合物，故吉海反应是免疫过程中的一种反应。

3. 预防发生吉海反应

为预防吉海反应的发生，既往多用铋剂进行准备治疗，对心血管梅毒患者尤其重要。世界卫生组织主张在使用青霉素治疗前一天应予泼尼松每次 5mg，每日 4 次口服，连服 4 天。故目前采用青霉素治疗前一天或同时，加用泼尼松可减少吉海反应的严重程度。抗组胺药对吉海反应无效。

关于妊娠梅毒治疗笔者的经验：治疗初期应用小剂量以防吉海反应，如采用普鲁卡因青霉素治疗者，首日用半量即 40 万 U，第二日再用 40 万 U，第三日起每日 80 万 U 直至完成疗程。如用苄星青霉素治疗者，首日 120 万 U，第二日 120 万 U，1 周后再用 240 万 U，连用 2 周，按此方法治疗妊娠梅毒近百例，无 1 例发生吉海反应。

另外，医生应提前告知患者发生吉海反应的可能性。对妊娠梅毒患者应告知治疗后如感到宫缩明显、或胎动减少，应立即到产科检查。

（二）青霉素过敏反应

1. 发生率

青霉素几无毒性。用青霉素治疗梅毒时发生的副作用主要为青霉素的过敏性反应。据估计，每 10 万次青霉素注射中，出现过敏性休克次数为 10~40 次（即 0.1‰~0.4‰）。每 6 万次注射中，可有 1 例患者因青霉素过敏性休克死亡。

2. 临床表现

青霉素过敏性反应表现多种多样，其严要者有过敏性休克、喉头水肿、支气管痉挛、血清病样综合征、各型药疹（包括荨麻疹、血管性水肿、多形性红斑等）及药物热等。

3. 预防措施

（1）注射青霉素前应严格进行皮试（最好用生理盐水做对照）。皮试阳性者禁用青霉素，应选用其他药物。

（2）对青霉素过敏的确认与否定在梅毒治疗中非常重要，轻易确定会使抗梅治疗质量受到影响，轻易否定则可导致严重不良反应的发生。遇有可疑青霉素过敏者，应严格审核既往对青霉素的过敏史和仔细进行皮试。

（3）对有青霉素过敏史或过敏证据者，不要轻易使用小剂量渐增法注射青霉素，也不要轻易进行脱敏治疗以防发生危险。对确有过敏，又对其他抗生素不能耐受者，最好由有关专家会诊决定。

（4）在青霉素治疗过程中，应密切观察过敏性反应如过敏性休克等的早期表现，以便及时发现、及时治疗。

（5）注射室中必须有足够和方便易取的抢救设备与药物。

（6）各种青霉素都有共同的 β-内酰胺结构，当对一种青霉素过敏时，不能用另一种青霉素制剂作为代用药。各种头孢菌素与青霉素之间也易发生交叉过敏，也不能作为替代用药。

其他抗生素如罗红霉素、阿奇霉素、美满霉素等，由于治疗梅毒的剂量及疗程未确定，当青霉素过敏时不能将其作为代用药。

（三）治疗矛盾

抗梅治疗矛盾（therapeutic paradox）是指治疗时或治疗后再出现病情加重或功能障碍。但抗梅治疗出现的吉海反应不属于此范畴。

抗梅治疗是为了杀灭梅毒螺旋体，螺旋体被杀灭后，原来的病变部位逐渐吸收并出现结缔组织增生，甚至形成瘢痕，导致器官功能障碍，症状加重。如三期梅毒的肉芽肿性浸润，可出现浸润吸收后结缔组织增生及瘢痕形成。如病变在心血管系统或神经系统可出现较严重的功能障碍。这种现象称为治疗矛盾。

预防治疗矛盾的发生：对心血管系统及神经系统梅毒应该进行准备治疗（如前述），继之以小剂量青霉素开始治疗，逐渐加大剂量至足量。避免在短期内用大量抗梅药物急速治疗。

十、判断梅毒治愈的标准

梅毒是否治愈应分为临床治愈及血清治愈两方面。

1. 临床治愈

（1）一期梅毒（硬下疳）、二期梅毒及三期良性梅毒的皮肤、黏膜、骨骼、眼及鼻等的损害愈合或消退，临床症状消失可判定为临床治愈。但损害虽然消退而遗留的功能障碍（如视力减退等）及瘢痕或组织缺损（如马鞍鼻、牙齿发育不良）等不影响对临床治愈的判断。

（2）梅毒血清学反应：RPR 试验如仍为阳性，但滴度应较治疗前下降 4 倍或 4 倍以上。

2. 血清治愈

一期梅毒正规抗梅治疗 1 年内、二期梅毒正规抗梅治疗 2 年内 RPR 试验由阳性变为阴性、脑脊液检查（必要时）阴性。

一期梅毒（硬下疳初期）RPR 试验为阴性时已接受充足抗梅治疗，此后可以不出现阳性反应，这种情况不存在血清治愈的判断。

十一、治疗后观察

梅毒患者经足量规律治疗后还应定期观察，包括全身体检及非梅毒螺旋体抗原试验（如 RPR 试验），以了解是否治愈或复发。

（一）观察时间

1. 早期梅毒

治疗后第一年每 3 个月复查 1 次，以后每半年复查一次，连续 2~3年。如 RPR 试验由阴性转为阳性或滴度升高 4 倍（如由 1∶2 升为1∶8）属于血清复发，或有症状复发，均应复治。超过 2 年，RPR 试验仍保持低滴度阳性者属于血清固定，如无临床症状复发，是否再治疗应根据患者具体病情而定。无论再治疗与否，均应做神经系统检查及脑脊液检查，以便早期发现无症状神经梅毒。必要时做 HIV 抗体检查。一期梅毒或二期梅毒治疗后 6 个月，RPR 试验滴度未有 4 倍下降，可能为治疗失败，应复治 1 疗程，必要时做脑脊液检查及 HIV 抗体检查。

2. 晚期潜伏梅毒

治疗后观察同早期梅毒，但应连续观察 3 年。有下列情况者应做脑脊液检查及神经系统检查。①RPR 试验固定阳性者；②出现神经、精神或眼部病变者；③出现主动脉炎、树胶肿等病变者；④伴 HIV/AIDS 阳性者。

3. 妊娠梅毒

治疗后，分娩前每月复查 RPR 试验，如 3 个月内 RPR 滴度未下降 4 倍或上升 4 倍，均应复治；分娩后观察同其他梅毒。所生婴儿应每月检查一次 RPR 试验，建议连续 6~8 个月直至 RPR 试验阴性为止。如发现滴度升高或有症状发生，应立即进行治疗（有条件地区建议对婴儿检查 19S-IgM-FTA-ABS 试验）。

未经充分治疗或未用青霉素治疗的梅毒孕妇，所生婴儿或无条件对婴儿进行临床及血清学随访者，应对婴儿进行治疗。

4. 神经梅毒

治疗后每 6 个月复查脑脊液直至其正常，如 6 个月后脑脊液中细胞数未下降，或 2 年后脑脊液仍未完全恢复正常应复治。脑脊液中细胞计数是疗效观察的敏感指标，应每 6 个月复查一次直至细胞计数正常。脑脊液中蛋白含量及 RPR 变化指标较慢。

治疗后神经系统的症状及体征如未能改善，不能证明是治疗失败或感染持续，因为神经系统一旦受损，即使及时治疗也难以使其功能在短期内恢复。但若出现症状或体征较治疗前加重，则需加大青霉素剂量进行复治。

5. 性伴追踪

与梅毒患者有过性接触者，尽管目前无任何临床表现，但有被感染的可能，应追踪观察。一期梅毒患者的性伴应追踪观察 3 个月。二期梅毒患者的性伴应追踪观察 6 个月。早期潜伏梅毒患者的性伴应追踪观察 1 年。

（二）血清复发

非梅毒螺旋体抗原试验（如 RPR 试验）阳性患者，接受抗梅治疗后 RPR 试验暂时转为阴性或滴度降低，经一定时间后 RPR 又转为阳性或滴度升高 4 倍（或以上），这种现象称"血清复发"。

1. 血清复发因素

（1）曾接受不足量或不规律的抗梅治疗或非青霉素治疗，虽杀灭部分螺旋体，但体内的免疫性未能充分形成，使残存之螺旋体得以复燃，因而出现复发。

（2）机体免疫功能严重受损，如 HIV/AIDS 患者即使应用足量的青霉素治疗，仍可能复发。

一般先有血清复发，继之症状复发。皮损复发较常见，为类似二期梅毒的皮肤或黏膜损害，其特点为皮损数目少、分布局限、破坏性较大。

2. 血清复发的处理

（1）无论是血清复发或伴有症状复发，均应及时、正规、加大剂量治疗。如苄星青霉素治疗，每次 240 万 U，肌注，每周 1 次，连用 3 周为 1 疗程。第一疗程结束后，休息 1 个月，再进行第二疗程。并应定期观察皮损及 RPR 滴度变化，以防止发生第二次复发。

（2）加用免疫调节剂。

（三）血清固定性反应

梅毒患者经抗梅治疗后，非梅毒螺旋体抗原试验（如 RPR 试验）大多数可转为阴性，但有少数患者血清反应滴度逐渐降低至一定程度后就不再下降，而长期维持在低滴度，此种现象称血清固定性反应。

1. 标准

（1）早期梅毒治疗后 6 个月、晚期梅毒治疗后 1 年以上非梅毒螺旋体抗原试验仍保持低滴度≤1∶4 阳性者。

（2）一期梅毒或二期梅毒治疗后 6~12 个月，非梅毒螺旋体抗原试验滴度未下降 4 倍（2010 年美国 CDC 标准）。

2. 相关因素

（1）抗梅药物剂量不足或治疗不规律，螺旋体并未被彻底消灭，仍潜藏于某些组织中。

（2）非青霉素类药物治疗者，国内外均报道梅毒螺旋体对大环内酯类药物（如阿奇霉素、红霉素等）产生耐药。

（3）梅毒的病程长、类型以及开始治疗的时间较晚。

（4）曾有过复发或再感染，体内仍有潜在病灶存在等。

（5）合并神经系统梅毒、心血管梅毒、内脏梅毒或合并 HIV/AIDS 者。

（6）免疫功能降低：血液中 CD4 细胞测定是衡量机体免疫功能的一个重要指标。如 CD4 细胞计数<500/μl，或 CD4/CD8 比值<1，均提示患者免疫系统受损。

（7）过去 6 个月性伴数多者（性伴数>5 个）。

3. 发生机制

目前尚不清楚。其可能的原因有：

（1）机体免疫异常，存在细胞免疫失衡和免疫抑制，T细胞亚群、NK细胞及细胞因子分泌紊乱，致梅毒螺旋体长期潜藏体内形成慢性病灶。

（2）梅毒螺旋体外膜蛋白抗原、脂蛋白及基因发生改变，导致不能被机体免疫清除。

4. 处理

（1）如曾因抗梅药物剂量不足或治疗不规律者应补治1疗程。

（2）如曾用非青霉素制剂治疗者，应用青霉素补治1疗程。

（3）进行全面体检（包括神经系统及脑脊液检查）以便早期发现无症状神经梅毒、心血管梅毒及内脏梅毒等。必要时做HIV检测。

（4）严格地定期观察，包括全身体检及血清定量试验（RPR试验），如滴度有上升趋势，则予补治1疗程。

（5）加用免疫调节剂，以辅佐治疗。

为避免发生血清固定性反应，必须做到早期诊断、早期足量、规律治疗。

十二、预防感染梅毒

目前，梅毒尚无疫苗进行人工免疫，故应加强宣传教育，提高人群防范性病的认识。

1. 消除传染源

梅毒患者是梅毒的主要传染源，早期发现，早期正规治疗，并彻底治愈患者是消除传染源的根本办法。

2. 切断传播途径

患者治疗期间应避免性生活，早期先天梅毒患儿应隔离治疗，防止传播。取缔暗娼及卖淫，制止同性恋行为。注意个人卫生，不与他人共用浴巾及浴盆，可疑被传染之衣物、用具应彻底消毒及洗晒。人人做到洁身自爱。

3. 保护健康人群，保护第二代

婚前、产前、输血、就业、参军、升学等各种健康检查及高危人群普查中应进行 RPR 试验筛查。由于梅毒可通过母婴传播，从优生优育考虑，如婚前检查发现梅毒应积极治疗，未治愈前应暂缓结婚。产前检查发现梅毒，应于妊娠 3 个月前正规治疗，防止胎儿受感染，并定期观察 RPR 滴度变化。

4. 性伴

对在 3 个月内接触过早期梅毒的性伴应予检查、追踪，如确诊梅毒应积极治疗。

5. 对患者进行有关性病及艾滋病防治知识的宣传教育

参 考 文 献

［1］李洪迥. 梅毒学. 北京：人民卫生出版社，1956.

［2］李洪迥，马海德，王双元，等. 103 例梅毒性近关节结节的分析报告. 中华皮肤科杂志，1959，2：101-105.

［3］胡传揆，叶干远，陈锡唐. 我国对梅毒的控制和消灭. 科学通报，1965（6）：503-510.

［4］徐文严. 性传播疾病的临床管理. 北京：科学出版社，2001.

［5］徐文严. 实验室检查对神经梅毒诊断的重要性. 临床皮肤科杂志，2009，38（11）：742-743.

［6］李世泰，等. 梅毒性近关节结节 20 例分析. 性病麻风防研通讯，1960，2：65.

［7］Sun T. Sexually Related Infectious disease. Clinical and Laboratory Aspects. Field，Rich and Associates. 1986，98.

［8］Gerald KM，et al. Penicillin benzathine. Drug Information，1987，203.

［9］李世泰，等. 性传播疾病 673 例分析. 中国皮肤性病学杂志，1989，2：93.

［10］Holmes KK，Mårdh P-A，Sparling PF，et al. Sexually Transmitted Disease. 2nd ed. New York：McGraw-Hill，1990.

［11］李世泰，陈定一，张振馨，等. 早期梅毒 118 例分析及疗后观察. 中华皮肤科杂志，1991，24（5）：307-310.

［12］Stoll BJ，Lee FK，Larsen S，et al. Clinical and serologic evaluation of neonates for congenital syphilis. J Infect Dis，1993，167：1093.

［13］李世泰，邵燕玲，张昆，等. 19S-IgM-FTA-ABS 试验对梅毒早期诊断及疗效判定研究. 见：性传播疾病诊疗与预防. 广东：科技出版社，1996.

［14］李世泰，龙振华，李世荫，等. 中华人民共和国国家标准《梅毒诊断标准及处理原则》. GB15974-1995. 国家技术监督局，中华人民共和国卫生部. 1996-01-23 发布.

［15］陈民钧，李世泰. 性传播疾病临床与实验诊断. 北京：科学出版社，1990.

［16］李世泰. 梅毒的治疗及预防. 北京医学杂志，1992，2：102-103.

［17］李世泰. 性传播疾病与妊娠. 见：新编妇产科临床手册. 北京：金盾出版社，1992.

［18］Daniels D，Hillman RJ，Barton SE，et al. Sexually transmitted disease and AIDS. London：Springer-Verlag，1993.

［19］姚际唐. 梅毒的皮肤病理组织学. 中华皮肤科杂志，1956，4：286.

［20］李世泰. 早期梅毒 68 例误诊分析. 中华皮肤科杂志，1994，3：172-173.

［21］Holmes KK，Sparling PF，Mardh PA，et al. Sexually Transmitted Diseases. 3rd ed. New York：McGraw-Hill，1999.

［22］Centers for Disease Control and Prevention. Case definitions for infectious conditions under public health surveillance. MMWR，1997，46（No. RR-10）：34-38.

［23］Centers for Disease Control and prevention. 1998 Guideline for treatment of sexually transmitted diseases. MMWR，1998，47（No. RR-1）：28-49.

［24］李世泰. 梅毒. 见：性病艾滋病防治培训教材. 北京：北京医科大学出版社，1999.

［25］李世泰. 皮肤病及性病. 北京：科学技术文献出版社，1998.

［26］董永慧，张昆，李世泰，等. 抗体捕捉 ELISA 法检测梅毒 IgM 抗体的研究. 临床皮肤科杂志，1997，6：364.

［27］李世泰. 梅毒. 见：中国性学系列丛书. 北京：科学出版社，1997.

［28］李世泰. AIDS 与皮肤性病的感染. 感染性疾病新动态，1998，3：8.

［29］中华人民共和国卫生部疾病控制司. 性病诊疗规范和性病治疗推荐方案. 2000 年 8 月.

［30］李世泰. 梅毒. 见：皮肤性病学进展. 长春：长春出版社，2001.

［31］李世泰. 梅毒的治疗. 感染性疾病的进展，2004，4：3.

［32］李世泰. 经性传播的传染病. 见：传染性疾病防治培训教材. 北京：人民卫生出版社，2003.

［33］李世泰. 性传播疾病. 见：生殖保健培训教程. 北京：北京医科大学出版社，1999，21-48.

［34］王惠珍，李世泰. 性传播疾病病原体荧光诊断图谱. 北京：人民卫生出版社，2003.

［35］王光超. 皮肤病及性病学. 北京：科学出版社，2002.

［36］李世泰. 梅毒. 见：阴部疾病与性病. 北京：清华大学出版社，2004.

［37］叶顺章. 性传播疾病的实验室诊断. 北京：科学出版社，2001.

［38］Centers for Disease Control and Prevention. Sexually transmiffed disease treatment guidelines. Morb Mort wkly Rep，2010，59（RR-12）：26-36.

附录 梅毒诊断标准及处理原则

ICS 11. 020

C 59

中华人民共和国国家标准

GB 15974—1995

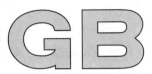

梅毒诊断标准及处理原则

diagnostic criteria and management of syphilis

1996-01-23 发布   1996-07-01 实施

国家技术监督局
中华人民共和国卫生部   发布
中华人民共和国国家标准
梅毒诊断标准及处理原则   GB 15974～1995

Diagnostic criteria and management of syphilis

根据《中华人民共和国传染病防治法》及《中华人民共和国传染病防治法实施办法》特制定本标准。

1 主题内容与适用范围

本标准规定了梅毒的诊断和处理。

本标准适用于各级卫生防疫、医疗保健机构对梅毒的诊断、报告和处理.

2 术语

感染史：本人有过婚外（婚前）性接触、嫖娼、卖淫或同性恋性接触，以及输血等途径引起的感染。

3 诊断原则

梅毒诊断必须根据病史、临床症状、体检及实验室检查等进行综合分析，慎重作出诊断。

3.1 病史：应注意感染史，婚姻史，妊娠史，生育史等。对胎传梅毒应了解生母梅毒病史。

3.2 体检：应做全面体格检查，注意全身皮肤、黏膜、骨骼、口腔、外阴、肛门及表浅淋巴结等部位，必要时进行心脏血管系统、神经系统及其他系统检查和妇科检查等。

3.3 实验室检查

3.3.1 暗视野显微镜检查梅毒螺旋体。

3.3.2 梅毒血清学试验：非梅毒螺旋体抗原试验，如 VDRL、RPR、USR 试验等，为筛查试验。梅毒螺旋体抗原试验，如 TPHA、FTA-ABS 试验等，为证实试验。

3.3.3 组织病理检查。

4 梅毒分期诊断标准

4.1 一期梅毒

4.1.1 病史：有感染史，潜伏期一般为 2~3 周。

4.1.2 临床表现

a. 典型硬下疳：一般单发，1~2cm 大小，圆形或椭圆形，稍高出皮面，呈肉红色糜烂面或浅在性溃疡。疮面清洁，分泌物量少，周边及基底浸润明显，具软骨样硬度，无痛。多发于外生殖器，也可见于肛门、宫颈、口唇、乳房等部位。

b. 腹股沟或患部近卫淋巴结可肿大，常为数个，大小不等，质硬，不粘连，不破溃，无痛。

4.1.3 实验室检查

a. 暗视野显微镜检查：皮肤黏膜损害或淋巴结穿刺液可查见梅毒螺旋体。

b. 梅毒血清学试验：梅毒血清学试验阳性。如感染不足 2~3 周，非梅毒螺旋体抗原试验可为阴性。应于感染 4 周后复查。

疑似病例：具备 4.1.1 及 4.1.2 为疑似病例。

确诊病例：疑似病例加 4.1.3 任何一项为确诊病例。

4.2 二期梅毒

4.2.1 病史：有感染史，可有一期梅毒史，病期 2 年以内。

4.2.2 临床表现

a. 皮疹为多形态，包括斑疹、斑丘疹、丘疹、鳞屑性皮疹及脓疱疹等，常泛发对称；掌、跖易见暗红斑及脱屑性斑丘疹；外阴及肛周皮疹多为湿丘疹及扁平湿疣等，不痛可有瘙痒。头部可出现虫蛀样脱发。二期复发梅毒，皮损局限，数目较少，尚可见环形皮疹。

b. 口腔可发生黏膜斑，尚可出现眼损害、骨损害、内脏及神经系统损害等。

c. 全身可出现轻微不适及浅表淋巴结肿大。

4.2.3　实验室检查

a. 暗视野显微镜检查：二期梅毒皮疹，尤其扁平湿疣、湿丘疹及黏膜斑易查见梅毒螺旋体。

b. 梅毒血清学试验（非梅毒螺旋体抗原试验及梅毒螺旋体抗原试验）为强阳性。

疑似病例：具备 4.2.1 及 4.2.2 为疑似病例。

确诊病例：疑似病例加 4.2.3 任何一项为确诊病例。

4.3　三期梅毒（晚期梅毒）

4.3.1　病史：有感染史，可有一期或二期梅毒史。病期 2 年以上。

4.3.2　临床表现：常见结节性皮疹、近关节结节及皮肤、黏膜、骨骼树胶肿等。心脏血管系统受累以单纯性主动脉炎、主动脉瓣闭锁不全和主动脉瘤多见。神经系统受累以梅毒性脑膜炎、脊髓痨和麻痹性痴呆多见。

4.3.3　实验室检查

a. 梅毒血清学试验：非梅毒螺旋体抗原试验大多阳性，亦可阴性，梅毒螺旋体抗原试验为阳性。

b. 组织病理检查：有三期梅毒的组织病理变化（见附录 C）。

c. 脑脊液检查：神经梅毒：白细胞 $\geqslant 10 \times 10^6/L$，蛋白量 $>50mg/dl$，VDRL 试验阳性。

疑似病例：具备 4.3.1 及 4.3.2 为疑似病例。

确诊病例：疑似病例加 4.3.3 任何一项为确诊病例。

4.4　潜伏梅毒（隐性梅毒）

4.4.1　有感染史，可有一期、二期或三期梅毒史。

4.4.2 无任何梅毒性的临床症状和体征。

4.4.3 非梅毒螺旋体抗原试验 2 次以上阳性或梅毒螺旋体抗原试验阳性（需排除生物学假阳性）。脑脊液检查阴性。

4.4.4 病期 2 年内为早期潜伏梅毒，2 年以上为晚期潜伏梅毒。

4.5 先天梅毒（胎传梅毒）

4.5.1 生母为梅毒患者。

4.5.2 临床表现

a. 早期先天梅毒（2 岁以内）：相似获得性二期梅毒，但皮损常有红斑、丘疹、糜烂、水疱、大疱、皲裂和骨软骨炎、骨炎及骨膜炎等，可有梅毒性鼻炎及喉炎、淋巴结肿大、肝脾肿大、贫血等。

b. 晚期先天梅毒（2 岁以上）：相似获得性三期梅毒，但以间质性角膜炎、赫秦生齿、马鞍鼻、神经性耳聋等为较常见的特征，还可出现皮肤、黏膜树胶肿及骨膜炎等。

c. 先天潜伏梅毒：除感染源于母体外，余同获得性潜伏梅毒。

4.5.3 实验室检查

a. 早期先天梅毒皮肤及黏膜损害中可查到梅毒螺旋体。

b. 梅毒血清学试验阳性。

4.6 妊娠梅毒

孕期发生或发现的活动性梅毒或潜伏梅毒称为妊娠梅毒。

5 治疗原则

梅毒诊断必须明确，治疗越早效果越好，剂量必须足够，疗程必须规律。治疗后要追踪观察，对传染源及性接触者应同时进行检查和治疗。

治疗药物主要为青霉素，其用法及用量见附录 D（梅毒治疗方案）。

6 疗后观察

梅毒患者经足量规则治疗后还应定期观察，包括全身体检及非梅毒螺旋体抗原血清学试验（VDRL、RPR 或 USR 试验等），以了解是否治愈或复发。

6.1 早期梅毒疗后第一年每 3 个月复查一次，以后每半年复查一次，连续 2～3 年。如血清反应由阴性转为阳性或滴度升高四倍（如由 1∶2 升为 1∶8）属于血清复发，或有症状复发，均应加倍量复治。超过 2 年血清不阴转者属于血清固定，如无临床症状复发，是否再治疗根据具体病情而定；无论再治疗与否，应作神经系统检查及脑脊液检查，以便早期发现无症状神经梅毒。

6.2 晚期梅毒疗后复查同早期梅毒，但应连续观察 3 年，血清反应固定阳性者，应作神经系统检查及脑脊液检查。

6.3 妊娠梅毒治疗后，分娩前每月复查梅毒血清反应，分娩后观察同其他梅毒，但所生婴儿要观察到血清阴性为止，如发现滴度升高或有症状发生，应立即进行治疗。

7 梅毒治愈标准

判断梅毒是否治愈其标准有二：临床治愈及血清治愈。

7.1 临床治愈：一期梅毒（硬下疳）、二期梅毒及三期梅毒（包括皮肤、黏膜、骨骼、眼、鼻等）损害愈合或消退，症状消失。

以下情况不影响临床治愈的判断：

7.1.1 继发或遗留功能障碍（视力减退等）。

7.1.2 遗留疤痕或组织缺损（马鞍鼻、牙齿发育不良等）。

7.1.3 梅毒损害愈合或消退，梅毒血清学反应仍阳性。

7.2 血清治愈：抗梅治疗后 2 年内梅毒血清学反应（非梅毒螺旋体抗原试验，如 VDRL、RPR、USR 试验）由阳性转变为阴性，脑脊液检查阴性。

一期梅毒（硬下疳初期），血清反应为阴性时已接受充足抗梅治疗，可以不出现阳性反应，这种情况不存在血清治愈的问题。

附录 A　暗视野显微镜检查
（补充件）

A1　原理

暗视野显微镜检查是诊断梅毒螺旋体感染唯一快速、直接的方法，为诊断早期梅毒所必需。检查时光线从斜角进入物镜，照在微生物或颗粒上，使其在黑暗背景上呈发光像。

A2　标本采集与准备

一期和二期梅毒皮肤或黏膜损害，先以生理盐水棉球清洁病损，干棉球轻擦，并挤压使之产生血清性渗出物。用载玻片接触渗出物，加一滴生理盐水于标本上，覆以盖玻片，立即镜检，或抽吸淋巴结液镜检。

A3　检验标本

滴镜油于暗视野显微镜聚光器上，升高聚光器直至镜油和玻片底部接触良好，先用低倍镜（10×10）及高倍镜（10×40）检查，必要时再用油镜检查。

梅毒螺旋体在暗背景上呈白色发光，其螺旋整齐，运动规律：可围绕长轴旋转，如弹簧样伸缩前进或全身弯曲如蛇行。根据其典型的形态、大小和运动方式加以鉴定。

未检出螺旋体不能排除梅毒的诊断。阴性结果可能说明：

A3.1　螺旋体数量不足（单次暗视野显微镜检查阳性率小于50%）；

A3.2　病人已接受抗生素或杀灭梅毒螺旋体的药物治疗；

A3.3　损害接近自然消退；

A3.4　损害不是梅毒。

附录 B 梅毒血清学检查

(补充件)

B1 非梅毒螺旋体抗原试验

目前常用性病研究实验室试验（Venereal Disease Research Laboratoty Test，VDRL）及快速血浆反应素环状卡片试验（Rapid Plasma Reagin Circle Card Test，RPR）。

原理：所用抗原是心磷脂、卵磷脂和胆固醇的乙醇溶液。梅毒螺旋体破坏人体组织过程中，在体内释放出一种抗原性心磷脂，能刺激机体产生反应素，该反应素与从牛心中提取的心磷脂在体外可发生抗原抗体反应。卵磷脂的作用是加强心磷脂的抗原性，胆固醇可增强抗原的敏感性。心磷脂与卵磷脂遇水形成胶体溶液，胆固醇遇水析出结晶，反应时结晶成为载体（核心），在载体或核心的周围包裹了一层心磷脂和卵磷脂，形成一种胶体微粒，这种微粒遇到梅毒血清抗体（IgG、IgM），即黏附在胶体微粒的周围，形成疏水性薄膜，由于摇动、碰撞，使颗粒与颗粒互相黏附而形成肉眼可见的颗粒凝集和沉淀，即为阳性反应；如遇到非梅毒血清，因体液中的白蛋白多于球蛋白，而白蛋白对胶体颗粒有保护作用，形成亲水性薄膜，即使同样摇动、碰撞，由于抗原颗粒周围没有黏附免疫球蛋白的作用，不能形成较大颗粒，无肉眼可见的凝集和沉淀，因此为阴性反应。

B1.1 VDRL 玻片试验

B1.1.1 VDRL 玻片定性试验

B1.1.1.1 待查血清 56℃水浴中灭活 0.5 小时，吸取 50μl 血清加在玻片圆圈中。

B1.1.1.2 用 1ml 注射器装上针头吸取抗原悬液滴加 1 滴。

B1.1.1.3 用手或机械转动器（每分钟 180 次）摇动玻片 4 分钟。

B1.1.1.4　立即按以下标准判断结果：

（2+~3+）肉眼可观察到大或中等块状凝集物，为阳性。

（1+）肉眼可观察到小块状物，液体混浊，需用 100 倍显微镜观察，为弱阳性。

（－）在镜下仅见微小抗原颗粒，无凝集物，为阴性。

B1.1.2　VDRL 玻片定量试验

为观察疗效，应作定量试验：为排除＂前带现象＂亦应用玻片定量试验。

待测血清用等渗盐水在试管中作 6 个稀释度：原血清、1∶2、1∶4、1∶8、1∶16、1∶32，再按定性试验方法进行测定和判断结果。

B1.2　RPR 试验

优点：RPR 抗原中加入活性炭颗粒，试验在特制的白色纸卡上进行，在白色底板上出现黑色凝集颗粒或絮片为阳性反应。该试验结果容易判断，肉眼即可观察，血清不须灭活，也可用血浆进行检测。

B1.2.1　RPR 定性试验

B1.2.1.1　在卡片圆圈中加入 $50\mu l$ 待检血清，并扩大到整个圆圈。

B1.2.1.2　用滴管和专用针头，加 1 滴 RPR 抗原悬液。

B1.2.1.3　用手或机械转动器（每分钟 100 次）转动卡片 8 分钟。

B1.2.1.4　立即按以下标准判断结果：

阳性反应：在圆圈中可见不规则大小黑色凝集块。

阴性反应：在圆圈中无黑色凝集块，仅见均匀的不凝集现象（呈亮灰色）。

该试验仅报告"阳性"或"阴性"，任何程度的阳性反应都需作定量试验。

B1.2.2　RPR 定量试验

B1.2.2.1　待测血清用等渗盐水在卡片上作 5 个稀释度：原血清、1∶2、1∶4、1∶8、1∶16。

B1.2.2.2　按定性试验步骤操作，以出现阳性反应的最高稀释度报告结果。

非梅毒螺旋体抗原试验，由于其敏感性较高，尚可在某些传染病及胶原病时出现假阳性反应，因此对阳性反应要结合临床进行鉴别。

本试验适用于一期梅毒（阳性率 75% ～ 85%）及二期梅毒（阳性率 100%）诊断。也适用于疗效观察，判定复发及再感染的监测，由于操作简便，出结果快，亦适用于普查、婚检、产前检查及其他健康检查等。

B2　梅毒螺旋体抗原试验

因抗原是梅毒螺旋体，检测血清中抗梅毒螺旋体 IgG 抗体，其敏感性和特异性均较高，现常用荧光螺旋体抗体吸收试验（Fluorescent Treponema Antibody-Absorption Test，FTA-ABS）及梅毒螺旋体血球凝集试验（Treponema Pallidum Hemagglutination Assay，TPHA）。

B2.1　FTA-ABS 试验

B2.1.1　试验步骤

B2.1.1.1　将 Nichol 株梅毒螺旋体涂于载玻片上，丙酮固定。

B2.1.1.2　滴加经吸收剂处理的待检血清，室温孵育 30 分钟，使之与梅毒螺旋体发生抗原抗体反应，PBS 冲洗（吸收剂由非致病性 Reiter 株螺旋体培养液制成，可以除去待检血清中的非特异性抗体）。

B2.1.1.3　载片的抗原抗体复合物上滴加荧光素标记的兔（或羊）抗人 IgG，再室温孵育 30 分钟，PBS 冲洗，甘油封片。

B2.1.1.4　荧光显微镜观察，如涂膜上梅毒螺旋体呈亮绿色，示阳性反应。无亮绿荧光着色，示阴性反应。

B2.2　TPHA 试验

TPHA 试剂盒含有：

a. 再化液（蒸馏水）；

b. 吸收稀释液；

c. 致敏血球（冻干）；

d. 未致敏血球（冻干）；

e. 阳性对照血清（冻干）；

f. 每滴为 25μl 校正过的滴管。

其他材料：U 型微量血凝反应板（96 孔）。

B2.2.1   TPHA 定性试验步骤

B2.2.1.1   待检血清用吸收稀释液稀释成 1∶20，2 孔，室温孵育 30 分钟。

B2.2.1.2   于此 2 个孔分别加 75μl 未致敏血球及致敏血球。

B2.2.1.3   振荡，室温孵育 2 小时，肉眼观察结果。

a. 阳性反应：红细胞光滑地覆盖整个孔底或其周围以红细胞环，为血凝现象。

b. 阴性反应：红细胞紧密地沉于孔底中央或无孔的钮扣状，为无血凝现象。

c. 可疑反应：孔底中央形成小的圆孔洞。

本实验应设阳性对照、阴性对照、试剂对照三组。

B2.2.2   TPHA 定量试验步骤

B2.2.2.1   所有阳性血清都应作定量试验以确定其终点滴度。

B2.2.2.2   按定性试验步骤，将阳性血清作倍比稀释，滴度从 1∶80～1∶5120。

B2.2.2.3   结果：以出现强阳性或弱阳性反应的最高稀释度出报告。

梅毒螺旋体抗原试验，由于特异性及敏感性均高，适用于二期梅毒（阳性率 100%）、三期及晚期潜伏梅毒（阳性率 95%～98%）以及作为证实试验等。

附录 C 梅毒的组织病理
(补充件)

梅毒的基本病理变化：a. 血管特别是小动脉内皮细胞肿胀与增生。b. 血管周围大量淋巴细胞和浆细胞浸润。二期梅毒晚期和三期梅毒常见上皮样细胞和多核巨细胞等组成的肉芽肿性浸润。

C1 一期梅毒

典型硬下疳：损害边缘表皮棘层肥厚，近中央表皮逐渐变薄，出现水肿及炎症细胞浸润。病损中央可出现表皮缺损。真皮血管特别是小动脉内皮细胞肿胀与增生，形成闭塞性动脉内膜炎，周围有多量浆细胞与淋巴细胞浸润。银染色在真皮血管周围和表皮中可见梅毒螺旋体。

C2 二期梅毒

真皮血管扩张，管壁增厚，内皮细胞肿胀，血管周围炎细胞浸润，以浆细胞为主，病程愈久，浆细胞愈多。由于血管内皮细胞显著肿胀，与周围的炎细胞浸润相配合形成袖口状。银染色约三分之一病例可见梅毒螺旋体。

C3 三期梅毒

真皮由上皮样细胞、淋巴细胞及浆细胞等构成的肉芽肿性浸润，其中含血管较多，并常有多核巨细胞存在。

结节型：浸润限于真皮，肉芽肿较小，干酪样坏死不广泛，甚或缺如。

树胶肿型：浸润侵及真皮和皮下组织，有大量浆细胞、淋巴细胞、上皮样细胞和多核巨细胞，病损中央有大块凝固性坏死。病变处弹性纤维被破坏，炎症愈重破坏亦愈重。

C4 内脏梅毒

病理变化为树胶肿性及弥漫性间质性炎症。

C5　先天梅毒

无一期梅毒硬下疳的局部病变，其余皮肤病变与获得性各期梅毒相同。其不同者为早期先天梅毒可有水疱、大疱病变。

C5.1　疱疹顶部为1~2层疏松幼稚表皮细胞。

C5.2　疱液内含多少不等单核及多形核白细胞及脱落表皮细胞。

C5.3　真皮呈弥漫性急性炎症浸润，浸润细胞为多形核白细胞及淋巴细胞，无浆细胞。

C5.4　银染色，在疏松的组织间隙中及疱液内可发现大量梅毒螺旋体。

附录 D　梅毒治疗方案

（参考件）

D1　早期梅毒（包括一期、二期梅毒及早期潜伏梅毒）

D1.1　青霉素疗法

a. 苄星青霉素 G（长效西林）240 万 U，分两侧臀部肌注，1 次/周，共 2~3 次。

b. 普鲁卡因青霉素 G 80 万 U/d，肌注，连续 10~15 天，总量 800 万~1200 万 U。

D1.2　对青霉素过敏者

a. 盐酸四环素 500mg，4 次/日，连服 15~30 天。

b. 强力霉素 100mg，2 次/日，连服 15 天。

D2　晚期梅毒（包括三期皮肤、黏膜、骨骼梅毒、晚期潜伏梅毒）及二期复发梅毒

D2.1　青霉素疗法

a. 苄星青霉素 G 240 万 U，1 次/周，肌注，共 3 次。

b. 普鲁卡因青霉素 G 80 万 U/d，肌注，连续 20 天。

D2.2 对青霉素过敏者

a. 盐酸四环素，500mg，4 次/日，连服 30 天。

b. 强力霉素 100mg，2 次/日，连服 30 天。

D3 心血管梅毒

应住院治疗，如有心衰，待心功能代偿后开始治疗。为避免吉海反应（Jarish-Herxheimer Reaction），从小剂量开始注射青霉素，如水剂青霉素 G，首日 10 万 U，1 次/日，次日 10 万 U，2 次/日，第 3 日 20 万 U，2 次/日，肌注。自第 4 日起按如下方案治疗。并在青霉素注射前一天口服强的松每次 10mg，2 次/日，连服 3 天。

D3.1 普鲁卡因青霉素 G 80 万 U/d，肌注，连续 15 天为一疗程，共两疗程，疗程间休药 2 周。

D3.2 青霉素过敏者

四环素 500mg，4 次/日，连服 30 天。

D4 神经梅毒

应住院治疗，为避免治疗中产生吉海反应，在注射青霉素前一天口服强的松，每次 10mg，2 次/日，连服 3 天。

D4.1 水剂青霉素 G，每天 1200 万 U，静脉点滴（每 4 小时 200 万 U），连续 14 天。

D4.2 普鲁卡因青霉素 G，每天 120 万 U，肌内注射；同时口服丙磺舒每次 0.5g，每天 4 次，共 10~14 天。必要时再用苄星青霉素 G，240 万 U，1 次/周，肌注，共 3 周。

D5 妊娠期梅毒

D5.1 普鲁卡因青霉素 G，80 万 U/d，肌注，连续 10 天一疗程。妊娠初 3 个月内，注射一疗程，妊娠末 3 个月注射一疗程。

D5.2 对青霉素过敏者，用红霉素治疗，每次 500mg，4 次/日，早期梅毒连服 15 天，二期复发及晚期梅毒连服 30 天。妊娠初 3 个月与妊娠末 3 个月各进行一个疗程（禁用四环素及强力霉素），但所生婴儿应用青霉素补治。

D6 先天梅毒（胎传梅毒）

D6.1 早期先天梅毒（2 岁以内）

脑脊液异常者：

a. 水剂青霉素 G，每日 5 万 U/kg 体重，分 2 次肌注或静滴，共 10 日。

b. 普鲁卡因青霉素 G，每日 5 万 U/kg 体重，肌注，共 10 天。

脑脊液正常者：苄星青霉素 G 5 万 U/kg 体重，一次注射。

未查脑脊液者，可按脑脊液异常者治疗。

D6.2 晚期先天梅毒（2 岁以上）

普鲁卡因青霉素 G，每日 5 万 U/kg 体重，肌注，连续 10 天为一疗程，总量不超过成人剂量。

对青霉素过敏者可用红霉素，每日 7.5～12.5mg/kg 体重，分 4 次服，连服 30 天，8 岁以下儿童禁用四环素。

附录 E 梅毒治疗反应

（参考件）

在抗梅毒治疗中，常出现的反应主要为吉海反应和青霉素过敏反应。

E1 吉海反应（Jarisch-Herxheimer reaction）

梅毒病人在初次注射青霉素或其他高效抗梅毒药后 4 小时内，部分病人出现程度不同的发热、寒战、头痛、乏力，并伴有梅毒症状和体征的加剧，这种现象称为吉海反应。约在 8 小时达高峰，24 小时内发热等症状可不治而退，加重的皮疹也可好转。当再次注射这种抗梅毒药物时，症状不会再现。一期梅毒 50%、二期梅毒 75% 以及早期先天梅毒均可出现此种反应。晚期梅毒吉海反应少见，但一旦出现，可引起严重的继发性反应，如心脏梅毒者可出现冠状动脉阻塞，神经系统梅毒者可出现癫痫发作及假性脑膜炎，有视神经炎者视力可急剧减弱。

吉海反应的发生机制尚无确切解释。由于此反应的临床表现与内毒素血症者相似，故有人认为注射高效抗梅毒药后，梅毒螺旋体大量死亡并释放出大量内毒素所致。但吉海反应出现的严重程度与体内含有螺旋体数量无明显关系又不支持这种观点。

为预防吉海反应的发生，过去多用铋剂进行准备治疗，对心血管梅毒病人尤其重要。目前采用青霉素治疗同时，加用强的松可减少吉海反应的严重程度。抗组胺药对吉海反应无效。

E2　青霉素过敏性反应

青霉素几无毒性。用青霉素治疗梅毒时发生的副作用主要为青霉素的过敏性反应。据估计，每10万次青霉素注射中，出现过敏性休克为10~40次，每6万次注射中，可有1例因青霉素过敏性休克死亡。

青霉素过敏性反应表现多种多样，其重要者有过敏性休克、喉头水肿、支气管痉挛、血清病样综合征、各型药疹（包括荨麻疹、血管性水肿、多形性红斑型等）及药物热等。

E3　青霉素过敏反应预防

E3.1　注射青霉素前应严格进行皮试（最好用生理盐水对照），皮试阳性者，禁用青霉素，选用其他药物。

E3.2　对青霉素过敏的确认与否定，在梅毒治疗中非常重要，轻易确定，会使抗梅治疗质量受到影响，轻易否定则可导致严重反应的发生。遇有可疑青霉素过敏者，应严格审核既往过敏史和仔细谨慎进行皮试。

E3.3　对有青霉素过敏史或过敏证据者，不要轻易使用小量渐增法注射青霉素，也不要轻易进行脱敏治疗以防危险。对确有过敏，又对其他抗菌素不能耐受，最好由有关专家会诊决定。

E3.4 在青霉素治疗过程中，应随时注意过敏性反应如过敏性休克等的早期表现，以便及时发现及时治疗。

E3.5 注射室中必须有足够和方便易取的抢救设备与药物。

E3.6 各种青霉素都有共同的 β 内酰胺结构，当青霉素过敏时，不能做为代用药。各种头孢菌素与青霉素之间也易发生交叉过敏，不能做为代用药。

附加说明：

本标准由中华人民共和国卫生部提出。

本标准由中国医学科学院北京协和医院负责起草，由首都医学院附属积水潭医院、北京医科大学附属第三医院、新疆地方病研究所、新疆维吾尔自治区医院协作起草。

本标准主要起草人李世泰、龙振华、李世荫、张昆、石得仁。

本标准由卫生部委托卫生部传染病监督管理办公室负责解释。

附 图

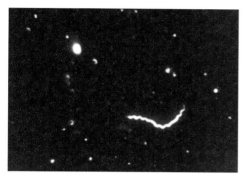

梅毒螺旋体（暗视野检查）

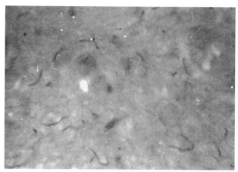

梅毒螺旋体（兔睾丸镀银染色）

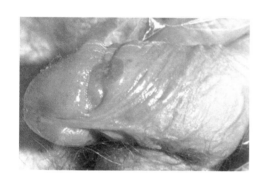

对口下疳（阴茎冠状沟）

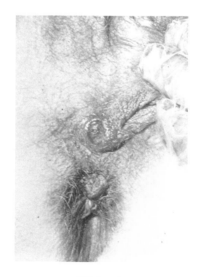

阴唇下疳

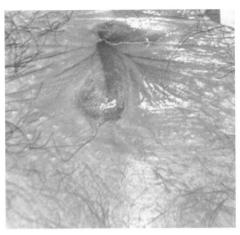

肛门下疳

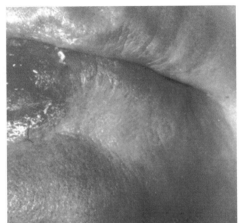

下唇下疳

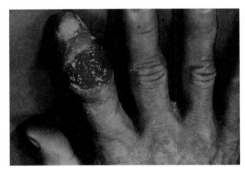

手指下疳

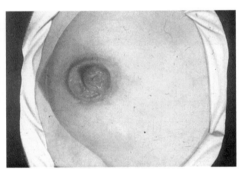

乳房下疳

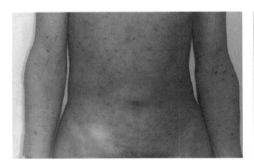

二期梅毒斑疹 1

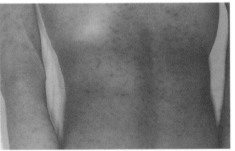

二期梅毒斑疹 2

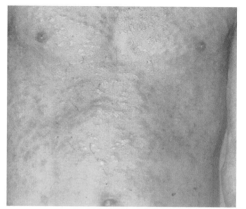

二期梅毒丘疹 1

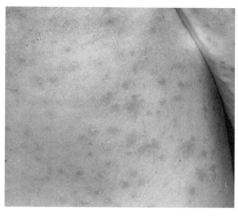

二期梅毒丘疹 2

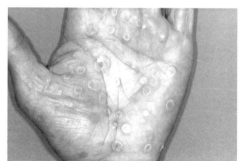

二期梅毒手掌皮损

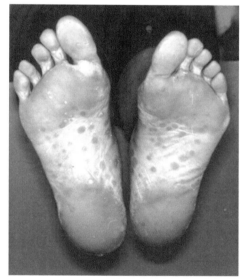

二期梅毒足跖皮损

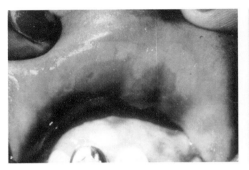

二期梅毒唇黏膜斑

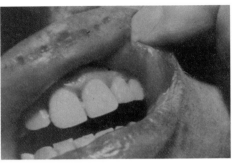

二期梅毒唇、齿龈黏膜斑

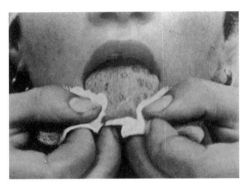

二期梅毒舌黏膜斑

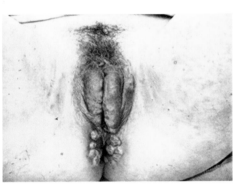

肛门扁平湿疣

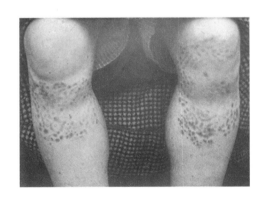

三期梅毒（结节性梅毒疹）1

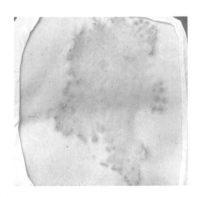

三期梅毒（结节性梅毒疹）2

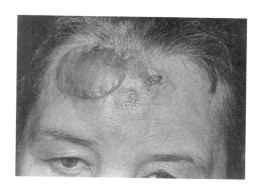

三期梅毒（额树胶肿）

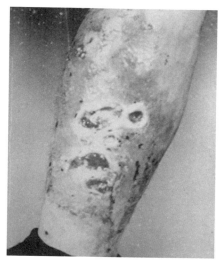

三期梅毒（下肢树胶肿）

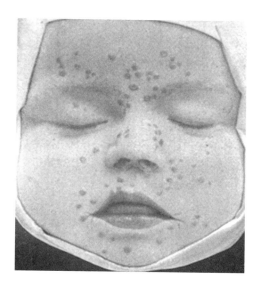

早期先天梅毒 1

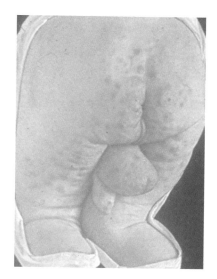

早期先天梅毒 2

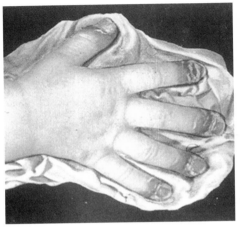

早期先天梅毒（甲沟炎及甲床炎）

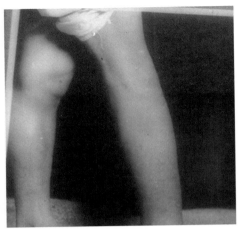

晚期先天梅毒（胫骨骨膜炎）

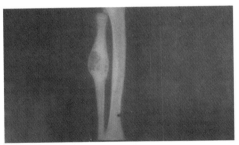

晚期先天梅毒（腓骨树胶肿）

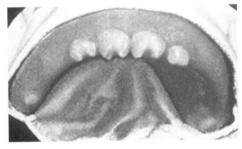

晚期先天梅毒（哈钦森齿）

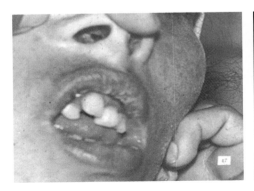

晚期先天梅毒（鼻中隔穿孔）

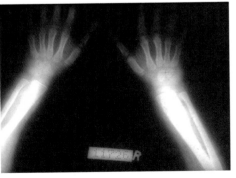

晚期先天梅毒（桡骨骨髓炎）